Monthly Book

Medical Rehabilitation
編集企画にあたって………

　私は1995年に東北大学第二内科から内部障害リハビリテーション科に移り，研修医時代に身につけた心臓リハビリテーションの再開を手始めに内部障害リハビリテーションを本格的に開始した．当時は冠動脈バイパス術や経皮的冠動脈インターベンションを行って心筋梗塞患者を救命しても，その後の再発が多く，ADL や QOL の改善のみならず，再発予防のための患者教育や服薬・食事指導などの疾病管理の役割も包括的リハビリテーションとしてリハビリテーション科医（内部障害リハビリテーション科所属）が行った．

　一方，各地のリハビリテーション施設を訪問する機会に恵まれたが，驚いたことがあった．脳卒中患者に対する 24 時間 365 日リハビリテーションなど精力的な回復期リハビリテーション施設であっても，再発予防のための患者教育や服薬・食事指導などの疾病管理をきちんと行っていないことだった．私は，脳卒中の再発率が 10 年間で 50% 以上もあることを考えれば，長期間入院しているリハビリテーションの時期に，しっかり疾病管理や生活習慣の変容を図るべきであると，この約 30 年間主張し続けている．

　我が国の死因第 1 位は悪性腫瘍であるが，第 2 位の心疾患と第 3 位の脳血管障害を合わせた数は，悪性腫瘍とほぼ同等になる．つまり，我が国においては，悪性腫瘍対策と同様に脳心血管病予防対策を積極的に行う必要があると言える．2018 年に「健康寿命の延伸等を図るための脳卒中，心臓病その他の循環器病に係る対策に関する基本法」（通称，循環器病対策基本法と略）が成立し，この分野における包括的・学際的対策が急務である．

　脳血管障害に対する危険因子の寄与度として，従来の高血圧，喫煙に加えて，最近は肥満，糖尿病，脂質異常症，慢性腎臓病が高くなってきている．これらを背景に，2019 年に日本医学会連合ならびに日本医師会の合意のもとに 14 学会と共同で「脳心血管病予防に関する包括的リスク管理チャート 2019」が作成された．本号では，その概略を解説する．

　脳卒中患者や心疾患患者のリハビリテーション医療を担当するリハビリテーション医療関係者にとっても，脳心血管疾患の予防・再発予防の具体的方法を理解・実践することは極めて重要である．リハビリテーション医療は，ともすれば単に ADL や QOL を一時的に向上させることに主眼が置かれがちであるが，長期的効果がより重要であり，「脳心血管疾患の初発・再発予防にも対応できる医療」も同時に進められなければならないことは明白である．リハビリテーション患者が短期間で再発したり，新たな脳心血管病に罹患するようであれば，それまでのリハビリテーション医療が無駄になるだけでなく，長期的な ADL・QOL 維持・向上といった目的も達成できなくなり，リハビリテーション医療関係者のあり方そのものが問われる事態になりうる．本管理チャートがリハビリテーションの現場でも活用され，個々の患者において多岐にわたるリスクが包括的に管理されることにより，さらなる脳卒中・循環器疾患予防，健康寿命の延伸に寄与することを期待したい．

2023 年 2 月
上月正博

Key Words Index

Writers File

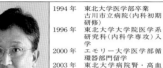

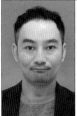

池之内　初
（いけのうち　はじめ）

2013年	東北大学卒業
2016年	同大学脳神経内科入局
2018～2020年	国立循環器病研究センター脳血管内科, レジデント
2021年	仙台市立病院脳神経内科

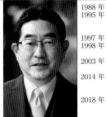

木庭新治
（こば　しんじ）

1988年	昭和大学医学部卒業
1995年	米国テキサス大学医学部ヒューストン校循環器内科, 博士研究員
1997年	荻窪病院循環器科
1998年	昭和大学　医学部第三内科学教室, 助手
2003年	同大学医学部第三内科学教室, 講師
2014年	同大学医学部内科学講座循環器内科学部門, 准教授
2018年	同大学医学部内科学講座循環器内科学部門, 教授（現在兼担）
2020年	同大学歯学部全身管理歯科学講座総合内科学部門, 教授

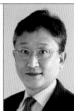

谷山佳弘
（たにやま　よしひろ）

1994年	東北大学医学部卒業古川市立病院（内科初期研修）
1996年	東北大学大学院医学系研究科（内科学専攻）入学
2000年	エモリー大学医学部循環器部門留学
2003年	東北大学病院腎・高血圧・内分泌科, 医員
2004年	古川市立病院高血圧・腎臓科, 科長
2006年	近畿大学医学部高血圧・老年内科, 講師
2009年	同大学腎臓・膠原病内科, 講師
2012年	同大学腎臓内科, 准教授
2020年	関西医科大学内科学第二講座　腎臓内科担当, 診療教授

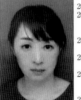

伊藤　修
（いとう　おさむ）

1989年	東北大学医学部卒業
1995年	同大学大学院医学系研究科修了（医学博士取得）
1996年～98年	米国ウィスコンシン医科大学生理学教室留学
1998年	東北大学医学部付属病院第二内科
2003年	同大学大学院医学系研究科内部障害学分野, 助手
2007年	同, 講師
2009年	同, 准教授
2017年	東北医科薬科大学リハビリテーション学, 教授

高橋麻子
（たかはし　あさこ）

2004年	山形大学医学部卒業
2004年～2011年	仙台医療センター　初期臨床研修医～心臓血管外科専修医
2011年	同センター　心臓血管外科非常勤医師
2018年	東北大学大学院医学系研究科　修了
2018年	東北医科薬科大学医学部　リハビリテーション学, 助教
2019年	同, 講師

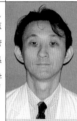

原田　卓
（はらだ　たく）

1993年	山形大学卒業
1997年	東北大学大学院卒業同大学病院内部障害学リハビリテーション科, 助手
2005年	東北公済病院宮城野分院リハビリテーション科, 医長
2007年	東北労災病院リハビリテーション科, 部長
2016年	東北大学大学院医学系研究科内部障害学分野, 講師
2017年	同, 准教授
2022年	東北労災病院リハビリテーション科, 第2部長

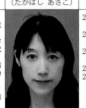

海老原　覚
（えびはら　さとる）

1990年	東北大学卒業
1994年	同大学第一内科大学院卒業
1996年	カナダ McGill 大学留学（Meakins-Christie 研究所）
2000年	東北大学医学部附属病院老年・呼吸器内科, 助教
2010年	同大学病院内部障害リハビリテーション科, 講師
2014年	東邦大学大学院医学研究科リハビリテーション医学講座, 教授
2022年	東北大学大学院医学研究科内部障害学分野, 教授

高橋珠緒
（たかはし　たまお）

2002年	東京慈恵会医科大学卒
2004年	同大学リハビリテーション科
2011年	東北大学内部障害リハビリテーション科
2018年	同, 助教
2020年	同, 講師

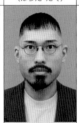

八代　諭
（やしろ　さとし）

2011年	岩手医科大学医学部卒業
2013年	同大学糖尿病代謝内科
2017年	岩手県立大船渡病院糖尿病内科, 医長
2018年	岩手医科大学医学系研究科修了
2019年	盛岡市立病院 糖尿病代謝内科, 医長
2022年	岩手医科大学附属病院内科学講座 糖尿病・代謝・内分泌内科, 助教

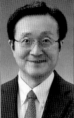

上月正博
（こうづき　まさひろ）

1981年	東北大学卒業
1984年	同大学第二内科
1987～89年	メルボルン大留学
1997年	東北大学病院内部障害リハビリテーション科, 講師
2000年	同大学大学院医学系研究科内部障害学分野, 教授
2002年	同大学病院リハビリテーション部長（兼任）
2008年	同大学大学院医学系研究科障害科学専攻, 専攻長（兼任）
2022年	同大学名誉教授, 公立大学法人山形県立保健医療大学, 理事長/学長

Contents

脳心血管病 予防と治療戦略

編集／山形県立保健医療大学理事長・学長　上月　正博

Monthly Book

MEDICAL REHABILITATION No. 285/2023. 3 目次

編集主幹／宮野佐年　水間正澄

読んでいただきたい文献紹介

　脳卒中患者や心疾患患者のリハビリテーション医療を担当するリハビリテーション医療関係者にとっても、脳心血管疾患の予防・再発予防の具体的方法を理解・実践することは極めて重要である。リハビリテーション医療は、ともすれば単に ADL や QOL を一時的に向上させることに主眼が置かれがちであるが、長期的効果がより重要であり、「脳心血管疾患の初発・再発予防にも対応できる医療」も同時に進められなければならないことは明白である。リハビリテーション患者が短期間で再発したり、新たな脳心血管病に罹患するようであれば、それまでのリハビリテーション医療が無駄になるだけでなく、長期的な ADL・QOL の維持・向上といった目的も達成できなくなり、リハビリテーション医療関係者のあり方そのものが問われる事態になり得る。

　脳心血管疾患の患者のリスク管理とリハビリテーションの方法に関しては、我が国が世界を牽引しているといっても過言ではない。特に、日本心臓リハビリテーション学会と日本腎臓リハビリテーション学会のガイドラインは英語版もあり、海外に発信している[1]~[4]。一方、脳卒中に関しては、我が国に脳卒中ガイドラインがあるが、海外からのガイドラインに比較して、なぜか再発予防のための運動療法に関する記載が乏しい[5][6]。

　チーム医療の重要性はリハビリテーション医療に限らずあらゆる医療で重要であることはいまさら述べるまでもない。しかし、リハビリテーションにおいては、患者にとって主治医であるリハビリテーション科医と毎日長時間患者と接するリハビリテーション専門職の影響力が大きい。これらの職種の方にはぜひ我が国と海外のガイドラインをしっかり読み比べ、理想的な包括的リハビリテーションを行っていただくことを期待したい。

1) 日本循環器学会，日本心臓リハビリテーション学会等合同研究班参加 12 学会 編：心血管疾患におけるリハビリテーションに関するガイドライン 2021 年改訂版，2021.
〔https://www.j-circ.or.jp/cms/wp-content/uploads/2021/03/JCS2021_Makita.pdf〕
2) Makita S, et al：JCS/JACR 2021 Guideline on Rehabilitation in Patients With Cardiovascular Disease. *Circ J*, 87 (1)：155–235, 2022.
3) 日本腎臓リハビリテーション学会 編：腎臓リハビリテーションガイドライン．南江堂，2018.
4) Yamagata K, et al：Clinical practice guideline for renal rehabilitation：systematic reviews and recommendations of exercise therapies in patients with kidney diseases. *Renal Replacement Therapy*, 5：28, 2019.
5) 日本脳卒中学会 編：脳卒中治療ガイドライン 2021．協和企画，2021.
6) Billinger SA, et al：Physical activity and exercise recommendations for stroke survivors：a statement for healthcare professionals from the American Heart Association/American Stroke Association. *Stroke*, 45：2532–2553, 2014.

（上月正博）

MB Med Reha No.285：1-8, 2023

特集／脳心血管病　予防と治療戦略

脳心血管病予防と治療：脳心血管病予防包括的リスク管理チャート2019年版を中心に

上月正博*

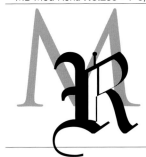

Abstract　我が国では脳心血管病予防対策を積極的に行うため，2018年に「健康寿命の延伸等を図るための脳卒中，心臓病その他の循環器病に係る対策に関する基本法」(循環器病対策基本法)が成立した．脳血管障害に対する危険因子の寄与度として，従来の高血圧，喫煙に加えて，最近は肥満，糖尿病，脂質異常症，慢性腎臓病が高くなってきている．これらを背景に，2019年に日本医学会連合ならびに日本医師会の合意のもとに14学会と共同で「脳心血管病予防に関する包括的リスク管理チャート2019」が作成された．本稿では，その概略を解説する．リハビリテーション医療関係者にとっても，脳心血管病の予防・再発予防の具体的方法を理解・実践することは極めて重要である．本管理チャートがリハビリテーションの現場でも活用され，個々の患者において多岐にわたるリスクが包括的に管理されることにより，さらなる脳卒中・循環器疾患予防，健康寿命の延伸に寄与することを期待したい．

Key words　脳卒中(stroke)，心血管病(cardiovascular disease)，予後(prognosis)，リスク管理(risk management)

はじめに

我が国の死因第1位は悪性腫瘍であるが，第2位の心疾患と第3位の脳血管障害を合わせた数は，悪性腫瘍とほぼ同等になる．つまり，我が国においては，悪性腫瘍対策と同様に脳心血管病予防対策を積極的に行う必要があると言える．2018年に「健康寿命の延伸等を図るための脳卒中，心臓病その他の循環器病に係る対策に関する基本法」(以下，循環器病対策基本法)が成立し，この分野における包括的・学際的対策が急務である．

我が国では，脳心血管病の危険因子である高血圧の治療率は向上し，喫煙率は低下しているにも関わらず，心疾患死亡率は増加し，脳梗塞死亡率も減少していない[1]．一方，久山町研究において，脳血管障害に対する危険因子の寄与度として，最近は肥満，糖尿病，脂質異常症，慢性腎臓病

(CKD)が高くなってきていることが示されている[1]．したがって，我が国の脳心血管病を予防するためには，高血圧や喫煙対策に加えて，これらの疾患を管理することが重要である．

2019年に日本医学会連合ならびに日本医師会の合意のもとに14学会と共同で「脳心血管病予防に関する包括的リスク管理チャート2019」が作成された[1][2]．本稿では，その概略を解説する．

脳心血管病のリスク因子

日本人の脳卒中の人口寄与危険割合は，高血圧が56%と最大であり，続いて喫煙が15%，肥満・糖尿病がそれぞれ約6%であると報告されている[3]．一方，過去の日本人の疫学研究レビューによると，冠動脈疾患の人口寄与危険割合は，男性で喫煙が45%と最も高く，高血圧が34%，高コレステロール血症が5%，糖尿病が5%であり，女性

*　Masahiro KOHZUKI，〒990-2212　山形県山形市上柳260番地　公立大学法人山形県立保健医療大学，理事長・学長／東北大学，名誉教授

ではそれぞれ18%，17%，8%，9%であった[4]．すなわち，我が国の脳心血管病のリスク因子の特徴として，公衆衛生的には高血圧と喫煙の寄与が大きいという特徴がある[1]．

我が国の脳心血管病のリスク因子としては，高血圧，高LDL-C血症(またはTC(total cholesterol)高値，non-HDL-C高値)，低HDL-C(high density lipoprotein-cholesterol)血症，糖尿病(耐糖能異常)，喫煙，多量飲酒，肥満，CKDが重要であると考えられる[1]．したがって，脳心血管病予防のために留意すべきリスク因子として，① 喫煙，② 高血圧，③ 糖尿病(耐糖能異常を含む)，④ 脂質異常症，⑤ CKD，⑥ 肥満(特に内臓脂肪型肥満)に，⑦ 加齢・性別(男性または閉経後女性)，⑧ 家族歴を加えた8項目とし，それらの重積状態をも加味してのリスク管理を行うことは妥当である[1]．

しかしながら，各コホート研究における対象者の特性，エンドポイントの定義ならびに検討したリスク因子項目などの相違があるため，本管理チャート上での各リスク因子の重み付けは今回見送られた．リスク因子の重み付けについては，日本人を対象としたメタ解析など，今後の研究成果に期待したい[1]．

脳心血管病の再発と予後

脳卒中の再発率は，海外では5年間で25～42%[5]，我が国でも5年間で35%，10年間で51%と高く[6]，脳卒中患者は，リハビリテーションを終了した後も高いリスクにさらされていると言える．再発予防対策をおろそかにすると，リハビリテーションにより運動機能を改善させても，脳卒中の再発で一気にADL(activities of daily living)やQOL(quality of life)を低下させてしまう．また，脳卒中患者では虚血性心疾患の合併が多く，死因やリハビリテーションの際の合併症として問題になっている．例えば，米国の報告では，脳卒中患者は32～62%に虚血性心疾患を合併しており，脳卒中患者の予後調査では，死因の第1位は，脳血管疾患の再発ではなく虚血性心疾患を含む心血管死であった[7]．一方，東北大学病院リハビリ

テーション科に入院した脳卒中リハビリテーション患者の，筆者らが行った3年後の予後調査で285例中死亡51例(18%)であり，死因は癌18%，脳卒中18%，心疾患12%の順に多かった[8]．筆者らの東北大学での調査[8)9)]によれば，脳卒中リハビリテーション患者に対する下肢(または上肢)エルゴメータによる運動負荷試験では，18%に虚血性心疾患(15%無症候性心筋虚血，2%労作性狭心症，1%陳旧性心筋梗塞)の合併を認めた．

一方，心疾患の再発率も高い．慢性心不全は何度も急性増悪を繰り返して再入院することはよく知られている．心筋梗塞も，米国の心筋梗塞入院患者の37.5%は再発例であり，高齢心筋梗塞患者の初回発症後5年以内の再発率は22%[10]である．我が国でのレジストリーデータでも，心筋梗塞患者(平均年齢69歳)は，平均4.3年で再入院40%，心臓病で再入院33%(心筋梗塞など虚血22%，心不全9%，突然死1%)，平均4.3年で心臓病で死亡24%(心臓病14%，非心臓病10%)と報告されている[11]．

このため脳卒中患者や心疾患患者のリハビリテーション医療を担当するリハビリテーション医療関係者にとっても，脳心血管疾患の予防・再発予防は極めて重要である．

脳心血管病の包括的リスク管理チャート2019

脳心血管病の包括的リスク管理チャートは，**図1**に記載されているように，健康診断などで偶発的に脳心血管病リスクを指摘され，来院する患者を主な対象者としている[2]．すなわち，二次予防を対象としたものではないが，既に加療中の患者に対しても，管理状態の評価ツールとして活用可能となるように作成してある．

本管理チャートは，実地医家にとって使いやすいように，Step 1からStep 6までの順に従って診断・診療できるようにしてある．基本的には，関係学会のガイドラインや治療ガイド[12)～15)]に準拠しつつ，相互の整合性の確保に努めたものである．

Step 1はスクリーニングと専門医などへの紹介の必要性の判断基準，Step 2は各リスク因子の診

スクリーニング（基本項目）

問診[1]： 年齢・性、自覚症状、家族歴、合併症・既往歴、服薬歴、生活習慣（喫煙[2]・アルコール）、運動習慣、睡眠、家庭血圧

身体所見： 身長、体重、BMI（体重[kg]／身長[m]²）、診察室血圧、脈拍／分（整・不整）、胸部聴診

基本検査項目： TC・HDL-C・non-HDL-C（TC − HDL-C）、eGFR（血清クレアチニン）、ALT、γ-GT

（空腹時採血が望ましい） HbA1c[3]、血糖[3]、尿一般（定性）、心電図[4]

Step
1b

スクリーニング（追加項目：1aと同時または1aで異常の場合に実施）

身体所見： 腹囲（ウエスト周囲長）、起立時血圧（立位1〜3分後）、足関節上腕血圧比（ABI）、四肢（動脈）触知、頚部血管雑音
腹部血管雑音

追加検査項目： 血算、空腹時血糖[3]、空腹時TG、LDL-C（TC − HDL-C − 0.2 × 空腹時TG）[5]、尿酸、K、胸部X線
血漿アルドステロン濃度／レニン活性比[6]、尿たんぱく／Cr比（随時スポット尿定量）[7]

Step
1c

専門医等への紹介必要性の判断

①脳卒中／一過性脳虚血発作（TIA）・冠動脈疾患・心房細動等の不整脈・大動脈疾患や
末梢動脈疾患（PAD）の既往や合併が疑われる場合

②高血圧： 二次性高血圧疑い（若年発症、急激な発症など）、妊娠高血圧症候群
高血圧緊急症・切迫症疑い（未治療で拡張期血圧≧120mmHg）
治療中ではあるが≧180/110mmHgまたは3剤併用でも降圧目標未達成

③糖尿病： 1型糖尿病、HbA1c≧8.0%、空腹時血糖≧200mg/dL（または随時血糖≧300mg/dL）、急性合併症（高血糖緊急症）
妊娠糖尿病

④脂質異常症： LDL-C≧180mg/dL、HDL-C＜30mg/dL、空腹時TG≧500mg/dL、non-HDL-C≧210mg/dL、
原発性高脂血症疑い、二次性（続発性）脂質異常症疑い

⑤慢性腎臓病： たんぱく尿と血尿を両方認めるCKD患者
（CKD） eGFR＜45mL/min/1.73m²（G3b〜5）またはたんぱく尿区分A3（糖尿病では尿アルブミン/Cr比300mg/gCr以上の
場合、それ以外では尿たんぱく/Cr比0.50g/Cr以上）
40歳未満やA2区分（糖尿病では尿アルブミン/Cr比 30〜299mg/gCr、
それ以外では尿たんぱく/Cr比 0.15〜0.49g/Cr）では、eGFR45〜59でも紹介することが望ましい。

⑥肥満： 高度肥満（BMI≧35）、二次性肥満（症候性肥満）疑い

1)特定健診の標準問診票や追加問診票を利用する。
2)加熱式たばこも含む
3)HbA1c、血糖のいずれかのみが「糖尿病型」（HbA1c≧6.5%、または空腹時血糖≧126mg/dL、または随時血糖値≧200mg/dL）を示した場合には、別の日に再検査を実施する。
4)異常の程度に応じて専門医に紹介する（心房細動などの場合）。
5)TC・HDL-C・TGを必ず空腹時に同時に測定した上で、Friedewaldの式（TC−HDL-C−0.2×TG）を用いて算出する（ただしTG＜400mg/dLの場合）。
6)測定すべき対象：低K血症、または40歳未満、または血圧≧160/100mmHg。判定：比＞200かつアルドステロン濃度＞120pg/mL の場合は専門医等へ紹介。
7)尿一般（定性）検査にて異常があった場合に測定する。

図 1. Step 1

（文献２より引用）

断と追加評価項目，Step 3 は治療開始前に確認すべきリスク因子，Step 4 はリスクと個々の病態に応じた管理目標の設定，Step 5 は生活習慣の改善，そして，Step 6 で薬物療法の紹介と留意点へとつながる構成をとっている．以下，その概要を述べる．

Step 1

Step 1（**図1**）は，スクリーニングの基本項目を示した Step 1a，追加項目を示した Step 1b，専門医などへの紹介の必要性の判断基準を示した Step 1c からなる．基本項目のスクリーニングが中心と

なる Step 1a では，患者からの問診項目として，年齢・性別，自覚症状，家族歴，合併症・既往歴，服薬歴，生活習慣（喫煙；加熱式たばこも含む・飲酒），運動習慣，ならびに睡眠の特定健診の標準問診項目に家庭血圧を加えた．また，身体所見としては，身長，体重，BMI（body mass index：体重[kg]／身長 [m]²），診察室血圧，脈拍/分（整・不整），胸部聴診を挙げた．一方，血液検査は，可能な限り空腹時採血が望ましいとし，TC・HDL-C・non-HDL-C（TC − HDL-C），eGFR（estimated glomerular filtration rate；血清クレアチニン），

Step 2 各リスク因子の診断と追加評価項目

2A 高血圧： 診察室血圧≧140/90mmHgまたは家庭血圧≧135/85mmHg
必要に応じて24時間血圧（夜間高血圧・職場高血圧の鑑別）を測定

2B 糖尿病：
　2B-1) 糖尿病の疑いが否定できない場合（HbA1c 5.6〜6.4%・空腹時血糖100〜125mg/dL・随時血糖140〜199mg/dLのいずれか、または濃厚な糖尿病の家族歴や肥満が存在するもの）
→75gOGTTを実施（ただし明らかな糖尿病の症状が存在するものを除く）
　2B-2) 糖尿病と診断された場合[8]→眼底検査、尿アルブミン／Cr比（随時スポット尿定量）を実施

2C 脂質異常症： LDL-C≧140mg/dL、HDL-C＜40mg/dL、空腹時TG≧150mg/dL、non-HDL-C≧170mg/dLのいずれか
→角膜輪／アキレス腱肥厚／皮膚・腱黄色腫／発疹性黄色腫の有無を確認

2D CKD： eGFR＜60mL/min/1.73m^{2}またはたんぱく尿が3か月以上持続

2E メタボリックシンドローム： 腹囲≧85cm（男性）または≧90cm（女性）、かつ血清脂質異常（HDL-C＜40mg/dLまたは空腹時TG≧150mg/dL）・血圧高値（≧130/85mmHg）・高血糖（空腹時血糖≧110mg/dL）の2項目以上

Step 3 治療開始前に確認すべきリスク因子[9]

①喫煙　②高血圧　③糖尿病（耐糖能異常を含む）　④脂質異常症　⑤CKD　⑥肥満（特に内臓脂肪型肥満）
⑦加齢・性別（男性または閉経後女性）　⑧家族歴[10]　＊リスク因子の重積状態は厳格な管理を要することを常に念頭に置く

8) 同一採血でHbA1cと血糖値がともに糖尿病型や、血糖値が糖尿病型で典型的な症状（口渇・多飲・多尿・体重減少）を有するか確実な糖尿病性網膜症を有する場合。または、別の日に行った検査で糖尿病型が再確認できた場合（ただし、初回検査と再検査の少なくとも一方で、必ず血糖値が糖尿病型であること）。
9) 高尿酸血症や睡眠時無呼吸症候群も危険因子として考慮することが望ましい。
10) 実祖父母・実父母・血縁の兄弟姉妹の、脳心血管病や生活習慣病（高血圧、糖尿病、脂質異常症）の既往や合併（特に若年発症例）。

図2. Step 2, Step 3

（文献2より引用）

ALT（alanine aminotransferase），γ-GT，HbA1c ならびに血糖（HbA1c，血糖のいずれかのみが「糖尿病型」〔HbA1c≧6.5%，または空腹時血糖≧126 mg/dL，または随時血糖値≧200 mg/dL〕を示した場合には，別の日に再検査を実施する）を挙げたほか，尿一般（定性）および心電図（異常の程度に応じて専門医に紹介する〔心房細動などの場合〕）の実施を推奨している．

Step 1b はスクリーニング追加項目であり，1a と同時または1aで異常を認めた場合に行う．実施項目は，腹囲（ウエスト周囲長），起立時血圧（立位1〜3分後），足関節上腕血圧比（ankle brachialindex；ABI），四肢（動脈）触知，頚部血管雑音ならびに腹部血管雑音であり，検査項目としては，Step 1a と異なり，空腹時採血とし，血算，空腹時血糖，空腹時 TG（triglyceride），LDL-C（lowdensity lipoprotein-cholesterol）（TC・HDL-C・TG を必ず空腹時に同時に測定したうえで，TG＜400 mg/dL の場合に Friedewald 式（TC－HDL-C－0.2×TG）を用いて算出する）．さらに，尿酸および K に加え，胸部 X 線および血漿アルド

ステロン濃度/レニン活性比を挙げ，低 K 血症または 40 歳未満，または血圧≧160/100 mmHg を対象とし，比＞200 かつアルドステロン濃度＞120 pg/mL の場合は，専門医などへ紹介するとした．また，随時スポット尿定量；尿一般（定性）検査にて異常があった場合には，尿たんぱく/Cr 比を測定すべきとした．

Step 1c では，前述のスクリーニングから，専門医などへの紹介が必要と考えられる状態を記載した．すなわち，脳卒中/一過性脳虚血発作（transient ischemic attack；TIA）・冠動脈疾患・心房細動などの不整脈・大動脈疾患や末梢動脈疾患（peripheral arterial disease；PAD）の既往や合併が疑われる場合である．さらに，高血圧患者，糖尿病，脂質異常症，CKD，肥満でそれぞれ重篤な場合には専門医などへの紹介が必要であるとされた（詳細は図1を参照）．

Step 2

Step 2（図2）では，各リスク因子の診断と追加評価項目を掲げた．

① 高血圧（診察室血圧≧140/90 mmHg または家

Step 4 リスク因子と個々の病態に応じた管理目標の設定[11]

4A 高血圧：

	診察室血圧 (mmHg)	家庭血圧 (mmHg)
75歳未満の成人[*1] 脳血管障害患者 (両側頸動脈狭窄や脳主幹動脈閉塞なし) 冠動脈疾患患者 CKD患者（たんぱく尿陽性）[*2] 糖尿病患者 抗血栓薬服用中	<130/80	<125/75
75歳以上の高齢者[*3] 脳血管障害患者 (両側頸動脈狭窄や脳主幹動脈閉塞あり、 または未評価) CKD患者（たんぱく尿陰性）[*2]	<140/90	<135/85

[*1] 未治療で診察室血圧130-139/80-89 mmHgの場合は、低・中等リスク患者では生活習慣の修正を開始または強化し、高リスク患者ではおおむね1ヵ月以上の生活習慣修正にて降圧しなければ、降圧薬治療の開始を含めて、最終的に130/80 mmHg未満を目指す。すでに降圧薬治療中で130-139/80-89 mmHgの場合は、低・中等リスク患者では生活習慣の修正を強化し、高リスク患者では降圧薬治療の強化を含めて、最終的に130/80 mmHg未満を目指す。

[*2] 随時尿で0.15 g/gCr以上をたんぱく尿陽性とする。

[*3] 併存疾患などによって一般に降圧目標が130/80 mmHg未満とされる場合、75歳以上でも忍容性があれば個別に判断して130/80mmHg未満を目指す。
降圧目標を達成する過程ならびに達成後も過降圧の危険性に注意する。過降圧は、到達血圧のレベルだけでなく、降圧幅や降圧速度、個人の病態によっても異なるので個別に判断する。

4B 糖尿病：

65歳以上の高齢者については「高齢者における留意点」を参照

① 血糖正常化を目指す際のコントロール目標　HbA1c<6.0%
② 合併症予防のためのコントロール目標　HbA1c<7.0%
③ 治療強化が困難な場合のコントロール目標　HbA1c<8.0%

4C 脂質異常症：下記に加え全てのリスクカテゴリーで、HDL-C≧40mg/dL、TG<150mg/dL

① カテゴリーI（低リスク）：LDL-C<160mg/dL (non-HDL-C<190mg/dL)
② カテゴリーII（中リスク）：LDL-C<140mg/dL (non-HDL-C<170mg/dL)
③ カテゴリーIII（高リスク）：LDL-C<120mg/dL (non-HDL-C<150mg/dL)

カテゴリー（リスク）の簡易判断

	リスク因子	40-59歳	60-79歳[11]
男性	0個	低リスク	中リスク
	1個	中リスク	高リスク
	2個以上	高リスク	高リスク
女性	0個	低リスク	中リスク
	1個	中リスク	高リスク
	2個以上	中リスク	高リスク

*リスク因子：喫煙、高血圧、低HDL-C、家族歴、耐糖能異常
*糖尿病・CKD・脳梗塞やPADの既往や合併は、年齢や性別に関わらず高リスクである

冠動脈疾患発症予測アプリ Web版
URL：http://www.j-athero.org/publications/gl2017_app.html

4D 肥満：

体重3～5%減による高血圧、糖尿病、脂質異常症の改善

11）高齢者では独居や介護の状況などの生活環境、日常生活動作(ADL)、認知機能、QOLなど個々の事情を勘案し、管理目標を立てる。

図 3. Step 4

（文献2より引用）

庭血圧≧135/85 mmHg）の場合には，必要に応じて，24時間自由行動下血圧（夜間高血圧・職場高血圧の鑑別）を測定．

② 糖尿病の疑いが否定できない場合には，75 g OGTT（oral glucose tolerance test；経口糖負荷試験）を実施（ただし，明らかな糖尿病の症状が存在するものを除く）．

③ 明らかな糖尿病と診断された場合，すなわち，同一採血でHbA1cと血糖値がともに糖尿病型や，血糖値が糖尿病型で典型的な症状（口渇・多飲・多尿・体重減少）を有するか確実な糖尿病網膜症を有する場合，または別の日に行った検査で糖尿病型が再確認できた場合（ただし，初回検査と再検査の少なくとも一方で，必ず血糖値が糖尿病型であることが必要[14]）には，眼底検査，尿アルブミン/Cr比（随時スポット尿

定量）を実施．

④ 脂質異常症の場合には，角膜輪/アキレス腱肥厚/皮膚・腱黄色腫/発疹性黄色腫の有無を確認．

⑤ CKDの診断はeGFR<60 mL/分/1.73 m²，またはたんぱく尿が3か月以上持続[16]．

⑥ メタボリックシンドロームは，内科系8学会（日本内科学会，日本肥満学会，日本動脈硬化学会，日本糖尿病学会，日本高血圧学会，日本循環器学会，日本腎臓学会，日本血栓止血学会）の診断基準[17]に基づく．

Step 3

Step 3（図2）は治療開始前に確認すべきリスク因子を挙げたもので，① 喫煙，② 高血圧，③ 糖尿病（耐糖能異常を含む），④ 脂質異常症，⑤ CKD，⑥ 肥満（特に内臓脂肪型肥満），⑦ 高尿酸血症，⑧ 加齢・性別（男性または閉経後女性），⑨ 家族歴

MB Med Reha　No.285　2023

5

図 4. Step 5, Step 6

(文献 2 より引用)

Step 5 | 生活習慣の改善

禁煙	体重管理	食事管理	身体活動・運動	飲酒
禁煙は必須 受動喫煙を防止	定期的に体重を測定する。BMI<25であれば、適正体重を維持するBMI≧25の場合は、摂取エネルギーを消費エネルギーより少なくし、体重減少を図る	減塩：食塩6g/日未満にする 適切なエネルギー量と、三大栄養素（炭水化物・たんぱく質・脂肪）およびビタミン・ミネラルをバランス良く摂取する 野菜や食物繊維、果物を適量摂取する 3食を規則正しく、ゆっくりよく噛むコレステロールや飽和脂肪酸を過剰に摂取しない、魚を積極的に摂取する	中等度以上の強度[12)]の有酸素運動を中心に、定期的に（毎日合計30分以上を目標に）行う。 日常生活の中で、座位行動[13)]を減らし、少しでも活動的な生活を送るようにする。 有酸素運動の他にレジスタンス運動や柔軟運動も実施することが望ましい。 必ず現在の身体活動量・強度・運動習慣を確認し、特に運動習慣がない者には、徐々に軽い運動や短時間の運動から実施するように指導する。	アルコールはエタノール換算で1日25g[14)]以下にとどめる。休肝（酒）日を設ける。

Step 6 | 薬物療法[15)]

*生活習慣の改善は継続し、薬物療法の開始や継続は、個々のリスクや病態に応じて慎重に行う[16)]
*ただし、リスクが高い場合は厳格な薬物療法が必要である

12) 中等度以上の強度とは3METs以上の強度を意味する。METsは安静時代謝の何倍に相当するかを示す活動強度の単位。通常歩行は3METs、速歩は4METs、ジョギングは7METsに相当する。
13) 座位行動 (sedentary behavior) とは座位および臥位 (寝た状態) におけるエネルギー消費量が1.5METs以下のすべての覚醒行動。
14) およそ日本酒1合 (180ml)、ビール中瓶1本、焼酎半合焼酎35度 (80ml)、ウイスキー・ブランデーダブル1杯 (60ml)、ワイン2杯 (240ml) に相当する。
15) 薬物療法の詳細は、各疾患のガイドラインに従う。
16) 75歳以上の高齢者や腎機能障害を有する場合は、薬剤の副作用に特に注意する。

（実祖父母・実父母・血縁の兄弟姉妹の，脳心血管病や生活習慣病（高血圧，糖尿病，脂質異常症）の既往や合併（特に若年発症例）），⑩ 睡眠時無呼吸症候群があり，リスク因子の重積状態は厳格な管理を要することを常に念頭に置くべきである．具体的なリスク管理は本特集の次稿から順次述べていく．

Step 4

Step 4（図3）はリスク因子と個々の病態に応じた管理目標の設定について述べたものである．いずれも各学会のガイドラインに準拠したものであるが，高齢者では，独居や介護の状況などの生活環境，日常生活活動，認知機能ならびに QOL など個々の事情を勘案し，管理目標を立てることとしている．

Step 5

Step 5（図4）では，生活習慣の改善，特に禁煙，体重管理，食事管理，身体活動・運動ならびに節酒につき，強調している．身体活動において，METs（metabolic equivalents；メッツ，代謝当量）は安静時代謝の何倍に相当するかを示す運動強度の単位である．中等度以上の強度は，3

METs 以上の強度を意味する．通常歩行は 3 METs，速歩は 4 METs，ジョギングは 7 METs に相当する．運動習慣がない者には，徐々に軽い運動や短時間の運動から実施するように指導する．エタノール 25 g は，およそ日本酒 1 合（180 ml），ビール中瓶 1 本，焼酎半合焼酎 35 度（80 ml），ウイスキー・ブランデーダブル 1 杯（60 ml），ワイン 2 杯（240 ml）に相当する．休肝（酒）日を設ける．

Step 6

Step 6（図4）では薬物療法について述べている．ここでは，生活習慣の改善を継続し，薬物療法の開始や継続は，個々のリスク因子や病態に応じて慎重に行うとする一方で，リスクが高い場合は厳格な薬物療法が必要であることも強調している．薬物療法の詳細は，各疾患のガイドラインに従う[12)~14)]．75 歳以上の高齢者や腎機能障害を有する場合は，薬剤の副作用に特に注意する[18)]（図5）．

おわりに

脳卒中患者や心疾患患者のリハビリテーション医療を担当するリハビリテーション医療関係者に

6 　　　　　MB Med Reha　No. 285　2023

高齢者における留意点

高齢者の生活習慣病を管理する際は脳心血管病の予防だけでなく、心身の機能や生活機能に応じ、それらが低下しない管理を目指す。具体的には、食事準備の状況、フレイル、栄養状態(体重変動)、認知機能、日常生活動作(基本的ADL、手段的ADL)、服薬状況(ポリファーマシーやアドヒアランス)を把握する。評価方法については日本老年医学会ホームページ「高齢者診療におけるお役立ちツール<https://jpn-geriat-soc.or.jp/tool/index.html>を参照する。

- 糖尿病に関しては、図の高齢者糖尿病の血糖コントロール目標(HbA1c値)を用いて、ADLと認知機能の評価などに基づいてカテゴリー分類を行い、年齢、重症低血糖が危惧される薬剤の使用の有無によって、目標値または目標下限値を設定する。ADLと認知機能のスクリーニングとして、認知・生活機能質問票(DASC-8日本語版;上記ホームページを参照)を使用してもよい。
- 高血圧症と脂質異常症に関して、フレイル、認知症、要介護などの状態にある人では目標値を個別に判断する。
- 栄養については、肥満に注意が必要だが、厳格な食事制限や減塩は体重減少に伴いサルコペニアをきたす恐れがあるので、重度の腎機能障害がなければ少なくとも1.0～1.2g/kg標準体重/日の十分なたんぱくを摂取するよう指導する。特に後期高齢者においては、食事摂取量やQOLの維持に配慮して食事指導を行う。
- 高齢者は、脱水、摂食量低下、生活環境の変化などに伴い、減薬や薬剤中止(休薬を含む)が必要な場合がある。
- 運動については、個人の運動機能や転倒リスクに注意して、有酸素運動に加えてサルコペニア予防のために適度なレジスタンス運動を行うよう指導する。
- エンドオブライフの状態にあるにある人に対する生活習慣病治療に関してはQOLを考慮しながら、薬物療法の中止についても積極的に検討する。

図　高齢者糖尿病の血糖コントロール目標(HbA1c値)

患者の特徴・健康状態[注1]		カテゴリーI ①認知機能正常 かつ ②ADL自立	カテゴリーII ①軽度認知障害～軽度認知症 または ②手段的ADL低下、基本的ADL自立	カテゴリーIII ①中等度以上の認知症 または ②基本的ADL低下 または ③多くの併存疾患や機能障害
重症低血糖が危惧される薬剤(インスリン製剤、SU薬、グリニド薬など)の使用	なし[注2]	7.0%未満	7.0%未満	8.0%未満
	あり[注3]	65歳以上75歳未満 7.5%未満(下限6.5%) / 75歳以上 8.0%未満(下限7.0%)	8.0%未満(下限7.0%)	8.5%未満(下限7.5%)

注1:認知機能や基本的ADL(着衣、移動、入浴、トイレの使用など)、手段的ADL(IADL:買い物、食事の準備、服薬管理、金銭管理など)の評価に関しては、日本老年医学会のホームページ(http://www.jpn-geriat-soc.or.jp/)を参照する。エンドオブライフの状態では、著しい高血糖を防止し、それに伴う脱水や急性合併症を予防する治療を優先する。
注2:高齢者糖尿病においても、合併症予防のための目標は7.0%未満である。ただし、適切な食事療法や運動療法だけで達成可能な場合、または薬物療法の副作用なく達成可能な場合の目標を6.0%未満、治療の強化が難しい場合の目標を8.0%未満とする。下限を設けない。カテゴリーIIIに該当する状態で、多剤併用による有害作用が懸念される場合や、重篤な併存疾患を有し、社会的サポートが乏しい場合などには、8.5%未満を目標とすることも許容される。
注3:糖尿病罹病期間も考慮し、合併症発症・進展阻止が優先される場合には、重症低血糖を予防する対策を講じつつ、個々の高齢者ごとに個別の目標や下限を設定しても良い。65歳未満からこれらの薬剤を用いて治療中であり、かつ血糖コントロール状態が表の目標や下限を下回る場合には、基本的に現状を維持するが、重症低血糖に十分注意する。
グリニド薬は、種類・使用量・血糖値等を勘案し、重症低血糖が危惧されない薬剤に分類される場合もある。

(日本老年医学会・日本糖尿病学会 編・著:高齢者糖尿病診療ガイドライン2017, P.46, 南江堂, 2017 より引用)

図 5.

(文献2より引用)

とっても、脳心血管疾患の予防・再発予防の具体的方法を理解・実践することは極めて重要である。リハビリテーション医療は、ともすれば単にADLやQOLを一時的に向上させることに主眼が置かれがちであるが、長期的効果がより重要であり、「脳心血管血管の初発・再発予防にも対応できる医療」も同時に進められなければならないことは明白である。リハビリテーション患者が短期間で再発したり、新たな脳心血管病に罹患するようであれば、それまでのリハビリテーション医療が無駄になるだけでなく、長期的なADL・QOL維持・向上といった目的も達成できなくなり、リハビリテーション医療関係者のあり方そのものが問われる事態になり得る。本管理チャートがリハビリテーションの現場でも活用され、個々の患者に

おいて多岐にわたるリスクが包括的に管理されることにより、さらなる脳卒中・循環器疾患予防、健康寿命の延伸に寄与することを期待したい。

文　献

1) 脳心血管病協議会:脳心血管病予防に関する包括的リスク管理チャート2019年版について. 日内会誌, **108**(5):1024-1069, 2019.
2) 日本内科学会ホームページ:脳心血管病予防に関する包括的リスク管理チャート2019について. 脳心血管病チャート.
〔https://www.naika.or.jp/info/crmcfpoccd/〕
3) Yatsuya H, et al:Development of a point-based prediction model for the incidence of total stroke:Japan Public Health Center Study. *Stroke*, **44**(5):1295-1302, 2013.

4) Iso H：Changes in coronary heart disease risk among Japanese. *Circulation*, **118**(25)：2725-2729, 2008.

5) Brandstarter ME：Stroke rehabilitation. In Physical Medicine & Rehabilitation：Principles and Practice. 4th Edition, 1655-1676, Lippincott Williams & Wilkins, 2005.

6) Hata J, et al：Ten year recurrence after first ever stroke in a Japanese community：the Hisa-yama study. *J Neurol Neurosurg Psychiatry*, **76**(3)：368-372, 2005.

7) Roth EJ：Heart disease in patients with stroke：incedence, impact, and implications for rehabili-tation. Part Ⅰ：clasification and prevalence. *Arch Phys Med Rehabil*, **74**(7)：752-760, 1993.

8) 上月正博：脳卒中患者における虚血性心疾患の発病の背景. *Jpn J Rehabil Med*, **35**(4)：209-212, 1998.

9) Kohzuki M, et al：Heart disease and hyperlipid-emia in Japanese stroke patients. Proceedings of the 1st World Congress of the International Society of Physical and Rehabilitation Medicine, 531-535, Monduzzi Editore, 2001.

10) Roger VL, et al：Heart disease and stroke statis-tics—2011 update：a report from the American Heart Association. *Circulation*, **123**(4)：e18-e209, 2011.

11) Okura N, et al：Long-term prognosis of patients with acute myocardial infarction in the era of acute revascularization(from the Heart Institute of Japan Acute Myocardial Infarction [HIJAMI] registry). *Int J Cardiol*, **159**(3)：205-210, 2012.

12) 日本高血圧学会高血圧治療ガイドライン作成委員会：高血圧治療ガイドライン2019. 日本高血圧学会, 2019.

13) 日本糖尿病学会：科学的根拠に基づく糖尿病診療ガイドライン2016. 南江堂, 2016.

14) 日本糖尿病学会：糖尿病治療ガイド2018-2019. 文光堂, 2018.

15) 日本動脈硬化学会：動脈硬化性疾患予防ガイドライン2017年版. 日本動脈硬化学会, 2017.

16) 日本腎臓学会：エビデンスに基づくCKD診療ガイドライン2018. 東京医学社, 2018.

17) メタボリックシンドローム診断基準検討委員会：メタボリックシンドロームの定義と診断基準. 日内会誌, **94**(4)：794-809, 2005.

18) 日本老年医学会：健康長寿診療ハンドブック 実地医家のための老年医学のエッセンス. メジカルビュー社, 2011.

病院と在宅をつなぐ

脳神経内科の摂食嚥下障害

—病態理解と専門職の視点—

好評書籍

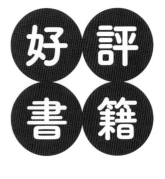

 編著 野﨑 園子

関西労災病院 神経内科・リハビリテーション科 部長

2018年10月発行　B5判　156頁
定価4,950円（本体4,500円＋税）

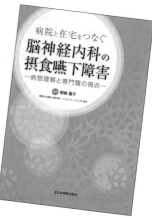

「疾患ごとのわかりやすい病態解説＋13の専門職の視点からの解説」
在宅医療における脳神経内科の患者の摂食嚥下障害への介入が丸わかり！さらに、Q&A形式でより具体的な介入のコツとワザを解説しました。在宅医療に携わるすべての方にお役立ていただける一冊です！

Contents

 全日本病院出版会　〒113-0033 東京都文京区本郷 3-16-4　Tel:03-5689-5989
www.zenniti.com　Fax:03-5689-8030

MB Med Reha **No.285**：**10-16**, 2023

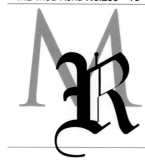

特集／脳心血管病　予防と治療戦略

心血管病のリスク管理

高橋麻子*

　Abstract　**冠動脈疾患**：日本人における冠危険因子には，脂質異常症，高血圧症，糖尿病，肥満，メタボリックシンドローム，慢性腎臓病(chronic kidney disease；CKD)，喫煙，ストレス，家族歴があり，発症リスクを低下させるにはそれらリスクに対する評価と管理が重要となる.
　大動脈疾患：基本的に動脈硬化が主な原因であり，リスク因子は冠動脈疾患と同様であるが，睡眠障害も重要なリスクである.
　末梢動脈疾患：末梢動脈疾患とは「冠動脈以外の末梢動脈病変」であり，下肢閉塞性動脈疾患(lower extremity artery disease；LEAD)が最多かつ重大な疾患である. 冠動脈，大動脈と同様に動脈硬化が主な原因であるが，特に喫煙とCKDに強い関連がある.
　心房細動：心房細動は脳梗塞の原因の1つである. 心房細動患者においては血栓塞栓と出血についてのリスク評価を行い, 個々の状態に応じた抗凝固療法を行うことが重要である.

　Key words　リスク管理(risk management)，動脈硬化(atherosclerosis)，心房細動(atrial fibrillation)

冠動脈疾患

　日本人における冠危険因子には，脂質異常症，高血圧症，糖尿病，肥満，メタボリックシンドローム，慢性腎臓病(chronic kidney disease；CKD)，喫煙，ストレス，家族歴が挙げられる[1](**表1**).

　脂質異常症，高血圧症，糖尿病，肥満，CKDのリスク管理については各稿で解説されており，詳しくはそちらを参照されたい.

1. 脂質異常症

　粥状動脈硬化との関連が最も強いのはLDLコレステロールである. Framingham studyをはじめ，多くの欧米での疫学調査の結果，LDLコレステロールの上昇に伴い虚血性心疾患発症率・死亡率が上昇することが示されている[2]. これは日本における疫学調査の結果でも同様であり，特に男

性でLDLコレステロール値上昇に伴い冠動脈疾患発症率・死亡率が連続的に上昇することが示されている. 動脈硬化性疾患予防ガイドライン[3]において，高LDLコレステロール血症の基準値はLDLコレステロール値140 ml/dlと定められている.

　特に，高LDLコレステロール血症の中でも家族性高コレステロール血症は，① 未治療時LDLコレステロール値180 ml/dl以上，② アキレス腱肥厚あるいは皮膚結節性黄色腫，③ 2親等以内に家族性高コレステロール血症と確定診断されている，あるいは早発性冠動脈疾患の血族がいる，という3項目中2項目以上を満たす場合に診断され[2]，最も重症の高LDLコレステロール血症として早期発見，早期介入が重要となる疾患である.

　高LDLコレステロール血症がある場合，まず食事療法と運動療法による生活習慣の改善を行

* Asako TAKAHASHI，〒981-8558 宮城県仙台市青葉区小松島4-4-1　東北医科薬科大学医学部リハビリテーション学，講師

表 1. 心血管病の危険因子

1. 年　齢	男性：45 歳以上，女性：55 歳以上
2. 冠動脈疾患の家族歴	両親，祖父母および兄弟・姉妹における突然死や若年発症の虚血性心疾患の既往
3. 喫　煙	
4. 脂質異常症	高 LDL コレステロール血症（140 mg/dl 以上） 高トリグリセライド血症（150 mg/dl 以上） 低 HDL コレステロール血症（40 mg/dl 未満）
5. 高血圧	収縮期血圧 140 mmHg あるいは拡張期血圧 90 mmHg 以上
6. 耐糖能異常	① 早朝空腹時血糖値 126 mg/dl 以上 ② 75 g 糖負荷検査（OGTT）2 時間値 200 mg/dl 以上 ③ 随時血糖値 200 mg/dl 以上 ④ HbA1c 値が JDS 値 6.1%以上（NGSP 値 6.5%以上） のいずれかが認められた糖尿病型，糖尿病型ではないが，空腹時血糖値 110 mg/dl 以上あるいは OGTT 2 時間値 140 mg/dl 以上の境界型
7. 肥　満	BMI 25 以上またはウエスト周囲長が男性で 85 cm，女性で 90 cm 以上
8. メタボリックシンドローム	内臓肥満蓄積（ウエスト周囲長が男性で 85 cm，女性で 90 cm 以上）を必須として，高トリグリセライド血症 150 mg/dl 以上かつ，または低 HDL コレステロール血症（40 mg/dl 未満），収縮期血圧 130 mmHg かつ／または拡張期血圧 85 mmHg 以上，空腹時高血糖 110 mg/dl 以上のうち 2 項目以上をもつもの
9. 慢性腎臓病（CKD）	尿異常（特にたんぱく尿の存在），糸球体濾過量（GFR）60 ml/分/1.73 m²未満のいずれか，または両方が 3 か月以上持続する状態
10. 精神的，肉体的ストレス	

（文献 1 より引用）

う．それでも効果が不十分な場合は薬物療法を考慮するが，薬物療法開始後も食事療法，運動療法は継続することが重要である．一次予防としての薬物療法ではスタチンを第 1 選択とし，効果が不十分な場合にエゼチミブ，胆汁酸吸着レジン，プロブコール，ニコチン酸などを追加する．特に家族性高 LDL コレステロール血症など，重症の場合に薬剤追加となることが多い．

2．高血圧症

高血圧は脳心血管病の主要な危険因子であり，すべての年齢層の高血圧者が高血圧治療の対象となる[4]．血圧 120/80 mmHg 以上の血圧高値者において，脳心血管病リスクが低い場合は生活習慣の修正を中心に対応し，よりリスクが高い場合は薬物療法を考慮する[4]．

3．糖尿病

虚血性心疾患の一次予防において，できるだけ正常値に近づける病初期からの厳重な血糖コントロールが推奨されている[2]．初診時にインスリン依存状態にあるケースは専門医への紹介が必要である．インスリン非依存状態にあるケースでは，まず食事療法と運動療法を行い，それでも目標に達しない時に薬物療法を開始する．

4．肥　満

肥満や痩せは死亡率が高く冠危険因子の発症を促進することが明らかにされており，適正な体重を維持することが必要である．適正な体重とは，最も疾病の少ない BMI 22 を基準とする標準体重を参考に個人ごとに決定するものであり，これが適正体重であるとは限らない[2]．肥満の中でも内臓脂肪型肥満で高血圧，糖尿病，脂質異常症といった冠危険因子の合併が高率であるため，疑わしい場合はその改善を図る．

5．メタボリックシンドローム

メタボリックシンドロームとは，インスリン抵抗性や耐糖能障害，動脈硬化惹起性リポ蛋白異常，血圧高値を合併した状態を指す．メタボリックシンドロームの診断基準を**表 2**に示す[2]．

メタボリックシンドロームは心血管疾患におけるリスク重積状態であり，単独のリスクよりも危険度が高い[2]（**図 1**）．

6．CKD

軽度の腎機能障害や蛋白尿でも脳卒中の危険因子であり，透析導入のリスクよりも経過中に心血

表 2. メタボリックシンドロームの診断基準

内臓脂肪（腹腔内脂肪）蓄積	
ウエスト内囲径	男性≧85 cm 女性≧90 cm
（内臓脂肪面積男女とも≧100 cm² 相当）	
上記に加え以下のうち 2 項目以上	
高トリグリセライド血症 かつ／または	≧150 mg/d/
低 HDL コレステロール血症	<40 mg/d/ 男女とも
収縮期血圧 かつ／または	≧130 mmHg
拡張期血圧	≧85 mmHg
空腹時高血圧	≧110 mg/d/

＊CT スキャンなどで内臓脂肪量測定を行うことが望ましい.
＊ウエスト径は立位, 軽呼吸時, 臍レベルで測定する. 脂肪蓄積が著明で臍が下方に偏位している場合は肋骨下縁と前上腸骨棘の中点の高さで測定する.
＊メタボリックシンドロームと診断された場合, 糖負荷試験が薦められるが診断には必須ではない.
＊高トリグリセライド血症, 低 HDL コレステロール血症, 高血圧, 糖尿病に対する薬剤治療を受けている場合は, それぞれの項目に含める.
＊糖尿病, 高コレステロール血症の存在はメタボリックシンドロームの診断から除外されない.

（日本循環器学会. 虚血性心疾患の一次予防ガイドライン（2012 年改訂版）2022 年 12 月閲覧）
〔https://www.j-circ.or.jp/cms/wp-content/uploads/2020/02/JCS2012_shimamoto_h.pdf〕

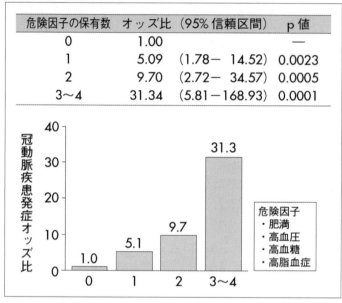

危険因子の保有数	オッズ比	（95% 信頼区間）	p 値
0	1.00		—
1	5.09	(1.78－ 14.52)	0.0023
2	9.70	(2.72－ 34.57)	0.0005
3〜4	31.34	(5.81－168.93)	0.0001

図 1. 危険因子保有数にみた冠動脈疾患発症に対するオッズ比
（日本循環器学会. 虚血性心疾患の一次予防ガイドライン（2012 年改訂版）2022 年 12 月閲覧）
〔https://www.j-circ.or.jp/cms/wp-content/uploads/2020/02/JCS2012_shimamoto_h.pdf〕

管病で死亡するリスクの方が高い. CKD のステージが高くなるに従い動脈硬化も促進され, 冠動脈狭窄や粥状硬化病変の程度が強くなる[2].

7. 喫 煙

喫煙習慣は冠動脈イベント発症リスクにおいて有意に相対危険度が高いことは多数報告されている[2]. また, 禁煙によって虚血性心疾患による死亡の相対危険度を下げることができる. また, 非喫煙者でも受動喫煙によって虚血性心疾患の相対危険度が有意に上がるとの報告も多数報告されており, 禁煙は非常に重要な指導課題である.

2006 年からは禁煙治療は保険適用となっている.「ニコチン依存症」は, ① ただちに禁煙しようと考えている, ② ニコチン依存症スクリーニングテスト（**表3**）で5点以上, ③ ブリンクマン指数200以上, ④ 禁煙治療を受けることを文書により同意している, の 4 つの条件すべてに該当する場合に診断され, 保険給付の対象となる. 薬物療法とし

表 3. ニコチン依存症スクリーニングテスト

設問内容	はい 1点	いいえ 0点
問 1. 自分が吸うつもりよりも，ずっと多くタバコを吸ってしまうことがありましたか．		
問 2. 禁煙や本数を減らそうと試みて，できなかったことがありましたか．		
問 3. 禁煙したり本数を減らそうとしたときに，タバコがほしくてたまらなくなることがありましたか．		
問 4. 禁煙したり本数を減らしたときに，次のどれかがありましたか．（イライラ，神経質，落ちつかない，集中しにくい，ゆううつ，頭痛，眠気，胃のむかつき，脈が遅い，手のふるえ，食欲または体重増加）		
問 5. 問 4 でうかがった症状を消すために，またタバコを吸い始めることがありましたか．		
問 6. 重い病気にかかったときに，タバコはよくないとわかっているのに吸うことがありましたか．		
問 7. タバコのために自分に健康問題が起きているとわかっていても，吸うことがありましたか．		
問 8. タバコのために自分に精神的問題(注)が起きているとわかっていても，吸うことがありましたか．		
問 9. 自分はタバコに依存していると感じることがありましたか．		
問 10. タバコが吸えないような仕事やつきあいを避けることが何度かありましたか．		
	合 計	

（注）禁煙や本数を減らしたときに出現する離脱症状（いわゆる禁断症状）ではなく，喫煙することによって神経質になったり，不安や抑うつなどの症状が出現している状態．
（川上憲人：TDS スコア．治療，88(10)：2491-2497，2006．より改変して引用）

ては，日本ではニコチンパッチやニコチンガムなどのニコチン製剤，内服薬として $\alpha_4\beta_2$ ニコチン受容体部分作動薬のバレニクリンが使用されており，患者の希望に合わせて選択していく[2]．

8. ストレス

職場のストレスが虚血性心疾患発症に関与するという報告がいくつかある[2]．仕事における責任，仕事のコントロール，人間関係などが関与しており，特に仕事の要求度が高くコントロールが低い職場で精神的緊張度が高くなり，健康問題が生じやすい．職場でのストレスは帰宅後も家庭に持ち越されることがあり，それ自体だけではなく加齢や飲酒による血圧上昇をも加速している可能性が示唆されている．

ストレス以外の危険因子によって急性冠症候群発症のリスクが高まっている段階で，職場ストレスが誘引となり自律神経系を介して致死的不整脈や心筋梗塞発症を誘発する可能性などが推定され

ている．また，タイプ A 行動パターンが急性心筋梗塞発症の危険因子であることも報告されている[2]．

大動脈疾患（大動脈瘤，大動脈解離）

「脳心血管病予防に関する包括的リスク管理チャート 2019 年版について」[1]では大動脈疾患についての記載がほとんどないため，ここでガイドラインに基づき解説する．

腹部大動脈瘤の病因は，現在では変性（degeneration）とされているが，以前病因と考えられていた動脈硬化性変化は病理学的に瘤壁に必ず存在し，瘤の拡大には大動脈壁の脆弱性に関与する重要な因子である．上行大動脈瘤の病因は囊状中膜壊死であることが多く，これは Marfan 症候群などで典型的に見られる組織学的所見である．下行大動脈瘤では腹部大動脈瘤と同様に動脈硬化性の所見が見られる．

動脈硬化は炎症，線維増生，石灰化などによる動脈壁の弾力性低下から血管機能の障害をもたらす変化であり，加齢変化や高血圧などの慢性的な圧負荷が原因となる．動脈硬化性病変はアメリカ心臓協会（American Heart Association；AHA）により初期病変，中等度病変，進行・複合病変に分類され，進行・複合病変では粥腫形成が見られる[5)6)]．この段階になると動脈瘤形成や大動脈解離をきたしやすくなる．粥腫形成は腹部大動脈では腎動脈下で最も顕著であり，胸部では弓部と頸部・鎖骨下の三分岐周囲に見られることが多い．よって，リスク因子は動脈硬化に関与する因子である高血圧，喫煙など冠動脈疾患と同様であり，発症予防におけるリスク管理もほぼ同じと考えて良いだろう．ただし，大動脈瘤・大動脈解離診療ガイドライン[7)]では特に大動脈解離のリスク因子として睡眠障害も重要とされている．Stanford A型大動脈解離の約半数に睡眠障害が認められるとの報告[8)]や，下行大動脈の偽腔拡大と閉塞型睡眠時無呼吸症候群の重症度には強い関連があるとの報告もある[9)]．

末梢動脈疾患

末梢動脈疾患ガイドライン[10)]には，末梢動脈疾患とは「冠動脈以外の末梢動脈に病変が生じる疾患の総称」と記載されており，下肢閉塞性動脈疾患と上肢閉塞性動脈疾患があるが，下肢閉塞性動脈疾患が最も多くかつ重大な疾患である．ここでは下肢閉塞性動脈疾患（lower extremity artery disease；LEAD）のリスク管理について述べる．

動脈硬化性のLEADは，従来日本で下肢閉塞性動脈硬化症（arteriosclerosis obliterans；ASO）と呼ばれていた病態であり，一般的にLEADは動脈硬化性LEADを指す．LEADはリスク因子の重複によって発症リスクが1.5〜10倍に増大し，冠動脈疾患，脳血管疾患などの動脈硬化疾患の合併が多い[11)]．よって，薬物治療のみならず運動，禁煙指導などの包括的なリスク管理が発症予防，増悪防止，予後改善のために重要である．

LEAD発症において，喫煙，高血圧，糖尿病，脂質異常症，脳心血管疾患合併，CKDが主要リスクであると報告されている[12)]．ここでは特にLEADと関連が強いとされる喫煙，CKDについて述べる．

1．喫　煙

喫煙と動脈硬化疾患との関連性は多くの研究で報告されているが，中でもLEADとの関連は特に強い．喫煙本数，喫煙期間はLEAD，冠動脈疾患，脳卒中発症の独立したリスク因子であるが，喫煙による発症リスク上昇，禁煙による発症リスク低下効果はLEADで最も高かったとの報告がある[13)]．また，受動喫煙によっても曝露量依存的にLEAD発症リスクが高まることも報告されている[14)]．さらに症状，予後においても喫煙本数とLEADの重症度は関連し，下肢切断や死亡が増加する[10)]．

2．CKD

腎不全・透析はLEAD発症の独立した危険因子である[10)]．動脈硬化はCKD保存期，特にG3b以降に進展し，透析患者ではさらに顕著となる．よって，早期発見のためには末梢の循環障害を評価する必要があるが，血管石灰化のため足関節上腕血圧比（ankle brachial pressure index；ABI）は高値になりやすいので注意が必要である．足趾上腕血圧比（toe brachial pressure index；TBI）や皮膚灌流圧（skin perfusion pressure；SPP）での評価が重要となる[10)]．

心房細動

心房細動は「弁膜症性心房細動」と「非弁膜症性心房細動」に分類されるが，ここでは不整脈薬物治療ガイドライン[15)]に準じて「弁膜症性」はリウマチ性僧帽弁疾患（主に僧帽弁狭窄症）と機械弁置換術後，「非弁膜症性」はそれ以外の心房細動を指す．生体弁置換術後は「非弁膜症性」に含まれる．心房細動そのもののリスク因子には，高血圧，糖尿病，肥満，睡眠呼吸障害，尿酸，喫煙，アルコール消費量があり[15)]，発症リスクを低下させるため

表 4. CHADS$_2$スコア

	危険因子		点数
C	Congestive heart failure	心不全	1
H	Hypertension	高血圧	1
A	Age	年齢(75 歳以上)	1
D	Diabetes mellitus	糖尿病	1
S$_2$	Stroke/TIA	脳卒中/TIA※の既往	2

最大スコア：6　※TIA；transient ischemic attack（一過性虚血発作）
（日本循環器学会/日本不整脈心電学会. 2020 年改訂版 不整脈薬物治療ガイドライン. 2022 年 12 月閲覧）
〔https://www.j-circ.or.jp/cms/wp-content/uploads/2020/01/JCS2020_Ono.pdf〕

表 5. HAS-BLED スコア

	危険因子		点数
H	Hypertension	高血圧(収縮期血圧＞160 mmHg)	1
A	Abnormal renal and liver function	腎機能障害・肝機能障害(各 1 点)	1 か 2
S	Stroke	脳卒中	1
B	Bleeding	出血歴，出血傾向	1
L	Labile INRs	不安定な INR	1
E	Elderly (＞65)	高齢(＞65 歳)	1
D	Drugs or alcohol	抗血小板薬や消炎鎮痛薬の使用・アルコール依存(各 1 点)	1 か 2

（日本循環器学会/日本不整脈心電学会. 2020 年改訂版　不整脈薬物治療ガイドライン. 2022 年 12 月閲覧）
〔https://www.j-circ.or.jp/cms/wp-content/uploads/2020/01/JCS2020_Ono.pdf〕

にはこれらについて評価し，治療することが重要である.

心房細動患者の死因は脳梗塞よりも心不全や突然死が多いが，全脳梗塞の 20～30％が心房細動によると報告されており[16]，潜在性の発作性心房細動からの脳梗塞も増加傾向である. 脳梗塞の危険因子の 1 つである心房細動において，血栓塞栓症および出血のリスク評価を行い，適切な抗凝固療法を行うことが重要である.

1. 非弁膜症性心房細動における脳梗塞予防

直接経口抗凝固薬(direct oral anti coagulants；DOAC)使用可能な心房細動患者の脳梗塞予防を新たに開始する際にはワルファリンよりもDOAC を用いることが推奨されている[15]. リスク評価は CHADS$_2$スコア[17]（表 4）を用いる. 脳梗塞既往のない一次予防で CHADS$_2$スコア 2 点以下の場合，プロトロンビン時間国際標準比(prothrombin time-international normalized ratio；PT-INR)は年齢によらず 1.6～2.6 で管理する. 脳梗塞既往を有する二次予防の患者や CHADS$_2$スコア 3 点以上，またはがん患者などリスクの高い場合，PT-INR は 70 歳以上では 1.6～2.6 に，70 歳未満では 2.0～3.0 での管理を考慮してもよい. ただし 70 歳以上でもできるだけ 2.0 に近づけるよう管理する[15][18]（表 4）.

生体弁置換術後では，術後 3 か月間はワルファリンが推奨されており，それ以降 DOAC への切り替えを考慮してもよい[15].

2. 弁膜症性心房細動における脳梗塞予防

弁膜症性心房細動については，現在 DOAC の適応はなく，ワルファリンのみが推奨されている[15]. PT-INR は 2.0～3.0 に管理する.

3．出血リスク

出血予測リスクの評価については HAS-BLED スコア[19]（**表5**）が採択されている．最大スコアは9点で，3点以上で高リスク（年間の出血発症率3.74％）とされる．抗凝固療法を実施する際には個々のケースについて血栓塞栓症と出血合併症についてリスク評価を行った上で治療法を選択する必要がある．

文　献

1) 脳心血管病協議会編：脳心血管病予防に関する包括的リスク管理チャート 2019 年版について．日内会誌，**108**(5)：1024-1074，2019.
   Summary 本原稿の基本となる文献であり，理解を深めるためにも一読いただきたい．

2) 循環器病の診断と治療に関するガイドライン（2011 年度合同研究班報告）：虚血性心疾患の一次予防ガイドライン（2012 年改訂版），2012.
   Summary 一次予防におけるガイドラインであり，リスク管理には重要な事柄が多い．

3) 日本動脈硬化学会編：動脈硬化性疾患予防ガイドライン 2017 年版．日内会誌，**107**(1)：73-80，2018.

4) 日本高血圧学会編：高血圧治療ガイドライン 2009．人間ドック，**24**(4)：837-843，2009.

5) Stary HC, et al：A definition of initial, fatty streak, and intermediate lesions of atherosclerosis. A report from the Committee on Vascular Lesions of the Council on Atherosclerosis, American Heart Association. *Arterioscler Thromb*, **14**(5)：840-856, 1994.

6) Stary HC, et al：A definition of advanced types of atherosclerotic lesions and a histological classification of the atherosclerosis. A report from the Committee on Vascular Lesions of the Council on Atherosclerosis, American Heart Association. *Arterioscler Thromb Vasc Biol*, **15**(9)：1512-1531, 1995.

7) 日本循環器学会ほか 編：2020 年改訂版 大動脈瘤・大動脈解離診療ガイドライン，2020.

8) Hata M, et al：Sleep disorders and aortic dissection in a working population. *Surg Today*, **42**(14)：403-405, 2012.

9) Delsart P, et al：Prognostic Significance of Sleep apnea syndrome on false lumen aortic expansion in post-acute aortic syndrome. *Ann Thorac Surg*, **102**：1558-1564, 2016.

10) 日本循環器学会ほか 編：2022 年改訂版 末梢動脈疾患ガイドライン．2022.

11) Eraso LH, et al：Peripheral arterial disease, prevalence and cumulative risk factor profile analysis. *Eur J Prev Cardiol*, **21**(6)：704-711, 2014.

12) Higashi Y, et al：SEASON Investigators. Baseline Characterization of Japanese Peripheral Arterial Disease Patients：Analysis of Surveillance of Cardiovascular Events in Antiplatelet-Treated Arteriosclerosis Obliterans Patients in Japan（SEASON）. *Circ J*, **80**(3)：712-721, 2016.

13) Ding N, et al：Cigarette Smoking, Smoking Cessation, and Long-Term Risk of 3 Major Atherosclerotic Diseases. *J Am Coll Cardiol*, **74**(4)：498-507, 2019.

14) Agarwal S, et al：The association of active and passive smoking with peripheral arterial disease：results from NHANES 1999-2004. *Angiology*, **60**：335-345, 2009.

15) 日本循環器学会ほか 編：2020 年改訂版 不整脈薬物治療ガイドライン，2020.

16) Kirchhof P, et al：2016 ESC guidelines for the management of atrial fibrillation feveloped in collaboration with EACTS. *Eur Heart J*, **37**(38)：2893-2962, 2016.

17) Gage BH, et al：Validation of clinical classification schemes for predicting stroke：results from the National Registry of Atrial Fibrillation. *JAMA*, **285**：2864-2870, 2001.

18) 日本脳卒中学会編：脳卒中治療ガイドライン 2021．協和企画，2021.

19) Pisters R, et al：A novel user-friendly score（HAS-BLED）to assess 1-year risk of major bleeding in patients with atrial fibrillation：the Euro Heart Survey. *Chest*, **138**(5)：1093-1100, 2010.

Monthly Book
MEDICAL REHABILITATION

好評

No. **276**

2022年7月
増刊号

回復期
リハビリテーション病棟における
疾患・障害管理のコツ Q&A
―困ること，対処法―

編集企画 西広島リハビリテーション病院院長 **岡本隆嗣**

B5判 228頁 定価5,500円（本体価格5,000円＋税）

学ぶべきこと、対応すべきことが多岐にわたる回復期リハビリテーション
病棟で遭遇する様々な疾患・障害の管理や対応方法を1冊にまとめました！
回復期リハビリテーション病棟での現場において、今後のための入門書と
して、今までの復習として、ぜひお役立てください！

目次 ◆◆◆◆

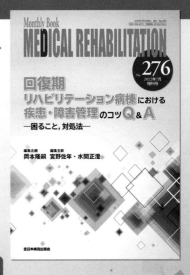

24の疾患・障害に関する40項目の
ギモンにお答えしています！

全日本病院出版会

www.zenniti.com

〒113-0033 東京都文京区本郷3-16-4 Tel：03-5689-5989
Fax：03-5689-8030

MB Med Reha No.285：18-25, 2023

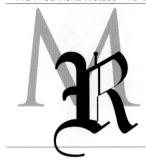

特集／脳心血管病　予防と治療戦略

脳卒中後のリスク管理

池之内　初[*1]　遠藤　薫[*2]

Abstract　脳卒中を発症すると，麻痺・失語症・嚥下障害などの神経障害が生じ，多くの症例が回復期リハビリテーション治療を必要とする．脳卒中再発予防のためには，抗血栓療法と同様に動脈硬化リスク因子の管理が重要である．回復期リハビリテーション病院では身体機能の回復に伴い活動量が増え，体重増加，栄養状態の変化，血圧変動などが生じやすい一方，リハビリテーション治療が十分に進まずに回復が乏しく，嚥下障害やサルコペニアの悪化をきたす症例もある．したがって患者の状態に合わせた調整継続が必要となる．脳卒中発症後に介入すべきリスク因子としては，① 高血圧症，② 糖尿病，③ 脂質異常症，④ 肥満・メタボリックシンドローム，⑤ 慢性腎臓病，⑥ 飲酒，⑦ 喫煙など，包括的に動脈硬化リスク因子への介入が必要となる．本稿では脳卒中治療ガイドライン2021などを中心に，脳卒中後の患者におけるリスク因子の概要と，具体的なコントロール目標値を提示する．

Key words　脳卒中(stroke)，出血性脳卒中(hemorrhagic stroke)，虚血性脳卒中(ischemic stroke)

脳心血管病予防に関する包括的リスク管理チャート2019と脳卒中後のリスク管理

　2018年に「健康寿命の延伸等を図るための脳卒中，心臓病その他の循環器病に係る対策に関する基本法」が制定された．それを受けて，関連学会より「高齢者の脳心血管病予防に関する包括的リスク管理チャート2019」が提唱された．このチャートでは脳・心血管病のリスク因子のスクリーニング方法，専門医への紹介の判断，管理目標の設定，生活習慣の改善，薬物療法と，包括的な管理をフローチャートに沿って簡易的に行えるよう構成されている[1]．脳卒中発症後は抗血栓療法と並んでリスク管理が重要であり，管理目標を設定し目標達成できるよう積極的な介入が必要である．包括的リスク管理チャートは二次予防を対象としたものではなく，リスク管理チャートをstep1からそ

のまま当てはめることは難しい．さらに，脳卒中の病態に応じて，管理目標がリスク管理チャートと異なる点もある．しかし，管理項目評価方法や，専門医への紹介基準などについては重なる点は多く，リスク管理チャートに沿った運用により診療の質の向上が期待できる．本稿では，特に包括的リスク管理チャートのstep4に相当する，脳卒中後のリスク因子の管理目標を中心に解説する．

脳卒中発症後の再発予防の重要性

1．脳卒中のリスクコントロールの重要性

　脳卒中を発症すると，麻痺・失語症・嚥下障害などの神経障害が生じ得る．それらの障害は時間経過に伴う自然回復や，リハビリテーションによる機能回復が期待できるが，多くは長期的に後遺症が残存し，日常生活動作の障害が生じる．また，脳卒中患者には常に再発の危険がある．久山町研

[*1]　Hajime IKENOUCHI，〒982-8502 宮城県仙台市太白区あすと長町1-1-1　仙台市立病院脳神経内科，医員
[*2]　Kaoru ENDO，同，部長

究の追跡調査によると，10年間の再発率は脳梗塞49.7%，脳出血55.6%，くも膜下出血70%と高率であった[2]．

脳卒中の再発予防のためには，いわゆる脳卒中の危険因子を減らすことが重要である．脳卒中の危険因子として挙げられるものの多くは，初発の危険因子として研究されているため，再発の危険と同じではないかもしれないが，現実的には危険因子の回避・軽減・治療は重要と言えよう．脳卒中協会では，脳卒中発症予防として以下十か条を提唱し，啓発に努めている[3]．

脳卒中予防十か条

① 手始めに　高血圧から　治しましょう
② 糖尿病　放っておいたら　悔い残る
③ 不整脈　見つかり次第　すぐ受診
④ 予防には　タバコを止める　意志を持て
⑤ アルコール　控えめは薬　過ぎれば毒
⑥ 高すぎる　コレステロールも　見逃すな
⑦ お食事の　塩分・脂肪　控えめに
⑧ 体力に　合った運動　続けよう
⑨ 万病の　引き金になる　太りすぎ
⑩ 脳卒中　起きたらすぐに　病院へ

2．慢性期の脳卒中患者の危険因子のコントロールで考慮すべきこと

脳卒中では多くの症例が回復期リハビリテーション治療を必要とする．動脈硬化リスクへの介入は急性期病院入院中に始まることが多いが，回復期では身体機能の回復に伴い活動量が増えることにより，体重増加，栄養状態の変化，血圧変動が生じやすい．一方で，リハビリテーション治療が十分に進まず，回復が乏しく，嚥下障害やサルコペニアの悪化をきたす症例もある．そのため，急性期病院で行われていた治療を継続するだけではリスク管理が難しいことが多い．

回復期リハビリテーション治療を必要とせず，早期に自宅退院可能となる症例でも，退院後は入院中とは異なる環境に置かれることになる．生活習慣を省みて厳格なコントロールを行う患者，脳血管障害による後遺症によりうつや認知機能障害を発症し，ADLが低下する症例など様々であり，入院中に開始された動脈硬化リスクへの介入が退

院後の生活状況下では不十分・または過剰であるということもしばしば経験する．したがって，急性期病院を退院後の個々人の回復状況や合併症，ADLを参考に，危険因子の管理を継続することが求められる．本稿では脳卒中患者におけるリスク因子の管理の概要について，脳卒中治療ガイドライン2021を参考に解説する．なお，ガイドライン2021では慢性期の危険因子の管理については高血圧症，糖尿病，脂質異常症，肥満・メタボリックシンドロームについて述べられている．本稿では加えて，慢性腎臓病，飲酒，喫煙に関して発症予防のリスク因子に準じて解説する．

脳卒中症例におけるリスク因子別の管理概要

1．高血圧症

脳卒中の危険因子とされる生活習慣病の中で，高血圧は最も合併頻度が高く，かつ脳梗塞，脳出血の初発，再発にも関連が深い．再発予防には降圧治療が推奨される．なお，診察時と自宅での血圧値には乖離が生じることがあり，血圧管理は自宅で測定する家庭血圧を指標に行うことが望ましい．また，血圧計は数値の安定性から手首ではなく上腕で測定するものが推奨される．患者には毎日できるだけ決まった時間帯に家庭血圧を測定し，記録する習慣を指導する．起床後まもない時期は血圧が高くなりやすいので，血圧管理の良い目標になる．高血圧治療ガイドライン2019における管理目標は病態に合わせて以下のように設定する[4]．脳卒中における降圧薬の優先順位に明確なエビデンスがあるわけではない．カルシウムチャネルブロッカー，アンジオテンシンⅡ受容体拮抗薬，利尿薬などを適宜使用するが，CKD（慢性腎臓病），心不全など併存疾患の予防に準じた降圧薬の種類や量の使い分けが望ましい．

脳卒中後の患者において，特にリハビリテーション治療の状況下では，体位変換，立位歩行訓練などによる血圧変動により転倒のリスクが増す．高齢者やADLが低下した患者において，降圧薬は少量から開始し，緩徐に降圧を行うことが望ましい．

また，降圧薬の使用にも関わらず難治で経過す

表 1. 高血圧治療ガイドライン 2019 における管理目標

75 歳未満の成人	診察室血圧	家庭血圧
以下の病態がある高齢者	<130/80 mmHg	<125/75 mmHg
脳血管障害患者(両側頚動脈狭窄，脳主幹動脈閉塞なし)		
冠動脈疾患患者		
CKD 患者(たんぱく尿陽性)		
糖尿病患者		
抗血栓薬服用中		
75 歳以上の高齢者	<140/90 mmHg	<135/85 mmHg
以下の病態がある成人		
脳血管障害患者(両側頚動脈狭窄，脳主幹動脈閉塞あり，または未評価)		
CKD 患者(たんぱく尿陰性)		

（文献 4 より改変して引用）

る高血圧症の場合，睡眠時無呼吸症候群や，原発性アルドステロン症，褐色細胞腫などの二次性高血圧が背景にあることが多い．高血圧症への介入に難渋する場合は，背景疾患の精査も重要である（**表1**）.

1）虚血性脳卒中

脳梗塞慢性期における降圧目標値については，両側頚動脈高度狭窄や主幹動脈閉塞がある例，または未評価例では 140/90 mmHg，そうでない症例は 130/80 mmHg 未満を目指すという降圧目標が推奨されている[5].血圧管理における J カーブまたは U カーブ現象，すなわち過度の降圧により再発率が上昇するか否かについてのエビデンスは一定しておらず，再発予防に最適な降圧レベルは確定していない．ただし，特に内頚動脈閉塞や中大脳動脈閉塞，頭蓋内外の動脈に 50％以上の狭窄を有する脳卒中症例を対象とした positron emission tomography（PET）による研究では，灌流障害のある群では収縮期血圧 130 mmHg 未満で再発が増加し，灌流障害がない群では血圧高値と脳卒中再発が関連した．したがって，脳主幹動脈閉塞や狭窄を有する症例においては灌流障害の有無が血圧コントロールの方針決定に重要であるとともに，灌流障害を有する症例においては過度な降圧は控える必要がある[6].

2）出血性脳卒中

高血圧性脳出血では血圧のコントロール不良例

で再発が多く，降圧管理がとても重要である．本邦の観察研究では特に拡張期血圧が 90 mmHg を超える症例での再発率が高い．脳梗塞と異なり，脳出血では収縮期血圧が 120 mmHg 以上であれば再発予防に降圧治療が有効で，112～168 mmHg の到達血圧値の範囲では血圧が低値ほど脳出血の発症は少なかったことが報告されている．また，アミロイドアンギオパチーに関連した脳出血発症も，降圧治療により著明に抑制された．

ラクナ梗塞を対象とした降圧治療の介入試験（SPS3）では，収縮期血圧 130 mmHg 未満を目標とした群と，130～139 mmHg を目標にした群と比較して有意に脳出血が減少した．これを根拠に AHA/ASA ガイドラインでは脳出血患者の降圧目標を 130/80 mmHg 未満として推奨している．

本邦での脳卒中症例を対象とした研究（RESPECT）でも，厳格降圧管理（120/80 mmHg 未満）は通常血圧管理（140/90 mmHg 未満）と比較して脳出血の発症を顕著に抑制した．これらの報告を踏まえて，脳出血患者の降圧目標は 130/80 mmHg 未満，厳格降圧目標を 120/80 mmHg 未満として推奨している[5]（**表2**）.

3）微小脳出血

微小脳出血（microbleeds；MBs）の頻度は，加齢，高血圧症，糖尿病，腎機能障害，脳卒中の既往などにより高まる．特に脳出血患者では MBs の合併が高頻度に見られる．MBs の存在と数は脳

表 2. 脳卒中ガイドライン 2021 における脳梗塞・脳出血の降圧管理目標

病 態	患者背景	管理目標
脳梗塞	両側頚動脈狭窄, 脳主幹動脈閉塞なし	<130/80 mmHg
	両側頚動脈狭窄, 脳主幹動脈閉塞あり（または未評価）	<140/90 mmHg
脳出血	通常管理が可能な症例	<130/80 mmHg
	厳格管理を要する症例	<120/80 mmHg

（文献 5 より改変して引用）

表 3. 夜間血圧と脳心血管病との関連

夜間血圧のタイプ	概 要
1：dipper 型	夜間の血圧低下が 10〜20%の正常な低下. 正常
2：extreme dipper 型	昼間の平均血圧よりも 20%以上低くなるタイプ. 高齢者の extreme dipper 型では脳卒中のリスクが高い.
3：non dipper 型	血圧低下が少ないタイプ.
4：riser 型	夜間血圧が上昇するタイプ. 脳心血管死亡リスクが有意に高まる.

（文献 7 より引用）

出血再発の重要なリスク因子であり, MBs 合併例では脳出血再発高リスク群として層別化することが妥当で, 高血圧に対する厳格管理が必要である[5].

4）血圧変動と脳卒中

血圧は 1 日の中でも変動するが, 特に, 脳卒中などの脳心血管疾患のリスクを考慮する上で夜間高血圧は重要である. 通常であれば, 昼間に比べて血圧が低下するのが一般的であるが, 夜間高血圧の場合は夜も血圧が低下せず, 脳卒中や心筋梗塞などの脳心血管疾患のリスクが高まることが報告されている.

夜間の血圧変動には以下の 4 種類があり, 特に extreme dipper 型, riser 型と脳卒中との関連が報告されている[7]. 薬剤調整のためにも, 早期の夜間高血圧の評価は必要である. また, 高齢者, 糖尿病など自律神経障害を有する症例では, 日常動作に伴う血圧変動が起こりやすく, リハビリテーション治療においては起立性低血圧や食事性低血圧など急激な血圧変動によって脳梗塞や一過性脳虚血発作を起こす危険があるため, 夜間高血圧だけでなく日中の血圧変動も評価する意義は大きい.

血圧変動の評価は amburatory blood pressure monitoring（ABPM）で簡易的に評価可能である. ABPM による血圧変動の有無を確認することは

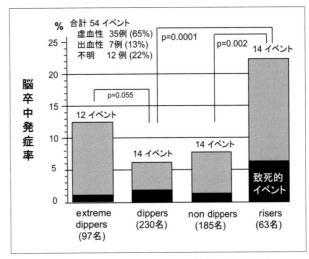

図 1. 夜間血圧下降サブタイプと脳卒中発症率
（文献 7 より改変して引用）

夜間高血圧や, 血圧変動を評価するだけでなく, 降圧薬内服のタイミングの評価のためにも有用である（**表 3, 図 1**）.

2. 糖尿病

糖尿病はサルコペニア・フレイル・認知症のリスクであり, 特に糖尿病を有する脳卒中後の患者における血糖管理は重要である. 脳卒中再発予防の観点において, Japan diabetes outcome Intervention trial（J-DOIT）試験では, 高血圧症や脂質異常症を合併している 2 型糖尿病患者において血

糖コントロールとともに脂質，血圧の管理を行うと標準治療と比較して脳血管イベントが有意に抑制されたと報告された．しかしながら，血糖コントロール単独で脳卒中の再発リスクを示したというエビデンスはない．

現在，使用頻度が高いとは言い難いが，血糖降下薬で脳卒中再発予防効果が確認された薬剤はピオグリタゾンのみである．糖尿病・耐糖能異常あるいはインスリン抵抗性を有する患者に対するピオグリタゾンの投与は脳卒中再発を有意に抑制することが示された[5]．DPP-4 阻害薬，GLP-1 阻害薬，SGLT-2 阻害薬による脳梗塞再発予防効果は現時点では確立していない．脳梗塞再発予防という観点での血糖値の治療目標に関する明確な研究結果はないが，糖尿病の各種合併症の予防のために，HbA1c 7.0%未満を目標としてコントロールを行うことがすすめられる[5]．

特に，高齢者では血糖降下薬による低血糖の危険があるため，血糖コントロールのメリットとデメリットを勘案する必要がある．「高齢者糖尿病の血糖コントロール目標（HbA1c 値）」が発表されているが[8]，この目標の設定は，低血糖リスクと患者の特徴，特に認知機能と ADL に基づいている．高齢者糖尿病では治療を厳格にすることにより低血糖が発生するのを避けることが重要で，インスリンやスルホニル尿素（SU）薬，グリニド薬などの重症低血糖が危惧される薬剤を使用している場合，HbA1c の目標値をやや高めに設定し，かつ下限値が設定されている（**図 2**）．

3．脂質異常症

脂質異常症はアテローム硬化症との関連が深く，脳卒中発症，再発予防に重要である．治療管理はLDL-C（低比重リポ蛋白質コレステロール）を目標とし，高コレステロール治療薬である HMG-CoA 還元酵素阻害薬（スタチン）を使用する[5]．十分な脂質異常症の治療にも関わらず LDL-C のコントロールが不良の場合，家族性高コレステロール血症の可能性を考慮し精査を行う．

AHA/ASA ガイドラインにおいては虚血性脳卒中の二次予防においてLDL-C≧100 mg/dlでは積極的な脂質低下療法の開始が推奨されている．一方で，LDL 管理目標を LDL-C＜70 mg/dl と厳格に設定した場合，標準的な管理目標と比較して虚血性脳卒中，心筋梗塞，冠動脈または頚動脈の緊急血行再建を要する病態，心血管死などの複合心血管イベントが有意に減少した．欧州のガイドラインにおいて，脳卒中は冠動脈疾患や末梢動脈疾患とともにアテローム性動脈硬化に基づいた包括的な疾患概念として，厳格な LDL-C のコントロールが推奨されており，日本での脳卒中治療ガイドライン2021においても，脳梗塞二次予防としてはスタチンを用いたLDL-C＜100 mg/dlへの低下は妥当で，特に冠動脈疾患を合併している場合には LDL-C＜70 mg/dl 未満での管理を考慮しても良いとされている[5]（**表 4**）．

4．肥満・メタボリックシンドローム

肥満・メタボリックシンドロームは心血管イベントの発症リスクを高めることがわかっている．脳卒中を発症するリスクは，併存する脂質異常症，高血圧症，インスリン抵抗性，糖尿病などによって修飾される．肥満・体重増加と脳卒中発症について検討したメタ解析では，体重過多，肥満とも虚血性脳卒中を増加させる．脳卒中と確定された患者において，メタボリックシンドロームの脳梗塞再発リスクに関する因果関係は確立されていない．また，メタボリックシンドロームに対する治療介入による脳卒中発症予防効果は十分に証明されていないが，メタボリックシンドロームの各要因に対する薬物療法を行うことは妥当である．

5．慢性腎臓病（CKD）

CKD は脳卒中の危険因子であるだけでなく，脳卒中発症後の予後不良因子であることも明らかになっている．CKD 患者において CKD 進行と脳卒中発症予防には血圧管理が重要である．

CKD の治療介入のためには重症度分類を行い，適切な専門医への紹介が重要である．CKD 診療ガイドライン 2018 では，eGFR 値ならびに蛋白定量・または微量アルブミン尿から，CKD の重症度

		カテゴリーI		カテゴリーII	カテゴリーIII
患者の特徴・健康状態注1)		①認知機能正常 かつ ②ADL自立		①軽度認知障害～軽度認知症 または ②手段的ADL低下, 基本的ADL自立	①中等度以上の認知症 または ②基本的ADL低下 または ③多くの併存疾患や機能障害
重症低血糖が危惧される薬剤（インスリン製剤,SU薬,グリニド薬など）の使用	なし注2)	7.0%未満		7.0%未満	8.0%未満
	あり注3)	65歳以上75歳未満 7.5%未満（下限6.5%）	75歳以上 8.0%未満（下限7.0%）	8.0%未満（下限7.0%）	8.5%未満（下限7.5%）

治療目標は, 年齢, 罹病期間, 低血糖の危険性, サポート体制などに加え, 高齢者では認知機能や基本的ADL, 手段的ADL, 併存疾患なども考慮して個別に設定する. ただし, 加齢に伴って重症低血糖の危険性が高くなることに十分注意する.

注1) 認知機能や基本的ADL（着衣, 移動, 入浴, トイレの使用など）, 手段的ADL（IADL：買い物, 食事の準備, 服薬管理, 金銭管理など）の評価に関しては, 日本老年医学会のホームページ（https://www.jpn-geri-at-soc.or.jp/）を参照する. エンドオブライフの状態では, 著しい高血糖を防止し, それに伴う脱水や急性合併症を予防する治療を優先する.
注2) 高齢者糖尿病においても, 合併症予防のための目標は7.0%未満である. ただし, 適切な食事療法や運動療法だけで達成可能な場合, または薬物療法の副作用なく達成可能な場合の目標を6.0%未満, 治療の強化が難しい場合の目標を8.0%未満とする. 下限を設けない. カテゴリーIIIに該当する状態で, 多剤併用による有害作用が懸念される場合や, 重篤な併存疾患を有し, 社会的サポートが乏しい場合などには, 8.5%未満を目標とすることも許容される.
注3) 糖尿病罹病期間も考慮し, 合併症発症・進展阻止が優先される場合には, 重症低血糖を予防する対策を講じつつ, 個々の高齢者ごとに個別の目標や下限を設定してもよい. 65歳未満からこれらの薬剤を用いて治療中であり, かつ血糖コントロール状態が図の目標や下限を下回る場合には, 基本的に現状を維持するが, 重症低血糖に十分注意する. グリニド薬は, 種類・使用量・血糖値等を勘案し, 重症低血糖が危惧されない薬剤に分類される場合もある.

【重要な注意事項】糖尿病治療薬の使用にあたっては, 日本老年医学会編「高齢者の安全な薬物療法ガイドライン」を参照すること. 薬剤使用時には多剤併用を避け, 副作用の出現に十分に注意する.

図 2. 高齢者糖尿病の血糖コントロール目標（HbA1c値）
（日本老年医学会・日本糖尿病学会（編・著）：高齢者糖尿病診療ガイドライン 2017, 南江堂, 2017. p.46 図 1 より転載）

表 4. 脂質異常症の管理目標

病型別	LDL-C 管理目標
非心原性脳梗塞・一過性脳虚血発作	＜100 mg/dl
非心原性脳梗塞（冠動脈疾患を有する場合）	＜70 mg/dl

（文献 5 より改変して引用）

を判定し, 専門医への紹介基準を設けている[9)]（**表5**）.

管理目標として, 糖尿病あるいは蛋白尿を認める場合は 130/80 mmHg 未満で脳卒中発症率が抑制されることが示されている[5)]. 降圧にはアンジオテンシン変換酵素阻害薬やアンジオテンシンII

受容体拮抗薬を選択することは妥当である.

一方で, CKD 診療ガイドライン 2018 では, 特に 75 歳以上の高齢者を高齢者 CKD と定義し, 降圧による転倒のリスクを考慮して高齢者 CKD においては独自に 140/90 mmHg という目標を定めた[9)]. CKD を有する脳卒中患者においては個々の

表 5. かかりつけ医から腎臓専門医・専門医療機関への紹介基準

原疾患		蛋白尿区分		A1	A2	A3
糖尿病		尿アルブミン定量(mg/日)		正常	微量アルブミン尿	顕性アルブミン尿
		尿アルブミン／Cr 比(mg/gCr)		30 未満	30～299	300 以上
高血圧 腎炎 多発性嚢胞腎 その他		尿蛋白定量(g/日)		正常 (−)	軽度蛋白尿 (±)	高度蛋白尿 (＋〜)
		尿蛋白／Cr 比(g/gCr)		0.15 未満	0.15～0.49	0.50 以上
GFR 区分 (mL/分/ 1.73 m²)	G1	正常または高値	≧90		血尿＋なら紹介，蛋白尿のみならば生活指導・診療継続	紹介
	G2	正常または軽度低下	60～89		血尿＋なら紹介，蛋白尿のみならば生活指導・診療継続	紹介
	G3a	軽度～中等度低下	45～59	40歳未満は紹介，40歳以上は生活指導・診療継続	紹介	紹介
	G3b	中等度～高度低下	30～44	紹介	紹介	紹介
	G4	高度低下	15～29	紹介	紹介	紹介
	G5	末期腎不全	<15	紹介	紹介	紹介

上記以外に，3 か月以内に 30%以上の腎機能の悪化を認める場合は速やかに紹介．上記基準ならびに地域の状況等を考慮し，かかりつけ医が紹介を判断し，かかりつけ医と腎臓専門医・専門医療機関で逆紹介や併診等の受診形態を検討する．

(作成：日本腎臓学会，監修：日本医師会)(文献 9 より引用)

ADL や転倒リスクに応じた血圧コントロールが望ましい．

糖尿病合併 CKD では，厳格な血糖管理により CKD の進行抑制は示されているが，脳卒中発症抑制については示されていない．厳格な血糖管理による心血管死亡の上昇も示されており，特に高齢者 CKD においては重症低血糖の点から厳格な血糖管理には注意を要することがガイドラインで明記されている[9]．

CKD 患者におけるスタチンの脳心血管イベント抑制効果を検証したメタ解析では，脳卒中発症抑制効果は示されなかったが，我が国で実施された MEGA 研究ではスタチンによる有意な脳卒中発症抑制効果が報告されている[5]．また，スタチンにエゼチミブを併用した SHARP 研究でも有意な脳卒中発症抑制効果が報告されており，CKD 患者におけるスタチンの使用は妥当である．

6．飲 酒

虚血性脳卒中の発症率と飲酒量との間には J カーブ現象が見られ，非飲酒者とくらべて少量から中等量の飲酒者では発症率が低く，大量飲酒者で多い．一方で，出血性脳卒中の発症率と飲酒量との間には直接的な正の相関がある．大量の飲酒はすべての脳卒中発症リスクと関連し，特に脳出血とくも膜下出血の発症により強く関連する．したがって，脳卒中発症予防のためには，大量飲酒を避けることがすすめられる[5]．

7．禁 煙

喫煙は，すべての動脈硬化性疾患の独立した因子であり，心血管死および総死亡のリスクを有意に増加させる．また，喫煙は糖尿病，HDL-C(高比重リポ蛋白質コレステロール)低下ならびにメタボリックシンドロームのリスク因子となるため，リスク増加に関与する．脳血管障害例においては，動脈硬化性疾患であるラクナ梗塞，アテローム血栓性脳梗塞では特に禁煙が重要である．長期的には禁煙の効果が明確であるが，最近のメタアナリシスでは禁煙 1 年後には 4〜5 kg 体重が増加し，特に禁煙 3 か月間の増加が著しいことが示されている．この期間に短期的に血糖値や脂質値の悪化が見られることがあるが，体重は増加するにもかかわらずインスリン抵抗性改善や，HDL-C の増加などの効果が出現することが報告されている．体重増加は禁煙開始を妨げ，再喫煙の原因となるが，長期的には体重増加によるデメリットを凌駕して心血管リスク減少させることが示されている．禁煙のメリットを啓発して禁煙推奨するとともに禁煙が継続できるようサポートす

る必要がある．

禁煙を継続するためのニコチン置換療法，社会的禁煙教育の組み合わせは禁煙に有効なアプローチである．近年普及している電子タバコは従来より脳卒中発症リスクが低い可能性があるという報告があるが，十分なエビデンスはなく，現段階ではすすめられない[5]．

文 献

1) 脳心血管病協議会：脳心血管病予防に関する包括的リスク管理チャート2019について．日内会誌，**108**(5)：1024-1069，2019.
Summary 脳心血管病予防に関する各種リスク因子とその管理方法についてフローチャートの形式で見やすく述べられている．

2) Hata J, et al：*J Neurol Neurosurg Psychiatry*, **76**(3)：368-372, 2005.
Summary 10年の脳卒中の再発率を追跡調査した研究．日本人の高い脳卒中再発率が明らかとなった．

3) 日本脳卒中協会：脳卒中予防十か条．〔http://www.jsa-web.org/citizen/85.html〕

4) 日本高血圧学会：高血圧治療ガイドライン 2019，ライフサイエンス出版，2019.
Summary 高血圧の治療目標について詳細に明記されている．必読．

5) 日本脳卒中学会：脳卒中治療ガイドライン 2021，2021.
Summary 脳卒中発症予防，再発予防についてのエビデンスが簡潔にまとまっている．必読．

6) Yamaguchi H, et al：Impaired perfusion modifies the relationship between blood pressure and stroke risk in major cerebral artery disease. *J Neurol Neurosurg Psychiatry*, **84**(11)：1226-1232, 2013.
Summary 灌流障害を有する脳主幹動脈閉塞症例における血圧管理と脳卒中再発の論文．

7) Kario K, et al：Stroke prognosis and abnormal nocturnal blood pressure falls in older hypertensives. *Hypertension*, **38**(4)：852-857, 2001.
Summary 夜間高血圧のサブタイプと脳卒中発症率との関連の論文．

8) 日本老年医学会・日本糖尿病学会　編・著：高齢者糖尿病診療ガイドライン 2017，南江堂，2017.
Summary 高齢者の糖尿病患者における診療方針．

9) 日本腎臓学会：エビデンスに基づくCKD診療ガイドライン 2018，東京医学社，2018.
Summary CKDの診断方針，専門医紹介基準などが詳細に明記されている．必読．

特集／脳心血管病　予防と治療戦略

脳心血管病の生活習慣の改善
―食事療法と運動療法―

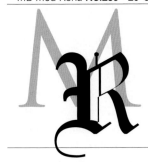

八代　諭[*1]　石垣　泰[*2]

Abstract　食事療法と運動療法を基本とする適切な生活習慣の維持は，糖尿病，高血圧症，脂質異常症を始めとする動脈硬化性疾患を惹起する疾患群に対する治療の基本となる．しかし，薬物療法と異なり，食行動や活動量の是正は患者の動機づけに加え，本人の自覚と自立が求められ，適正な生活習慣への理解を深める教育が重要となる．各患者に対して問診や療養指導を行い生活習慣の改善すべき問題点を自覚してもらい，繰り返しの指導により徐々に適切な生活習慣を身につけることが重要である．基本となるのは，過食と身体活動量不足を避け，適正体重を維持することである．食事療法としては，エネルギー比の適正化，飽和脂肪酸の制限，n-3系多価不飽和脂肪酸摂取，食物繊維摂取，食塩・アルコールの制限などがすすめられる．また，有酸素運動を中心に，中等度以上の強度の運動を定期的に行うことが推奨されている．

Key words　食事療法（dietary therapy），運動療法（exercise therapy），生活習慣介入（lifestyle intervention）

はじめに

　食事療法と運動療法を基本とする適切な生活習慣の維持は，糖尿病，高血圧症，脂質異常症を始めとする動脈硬化性疾患を惹起する疾患群に対する治療の基本となる（**表 1**）[1]．しかし，薬物療法と異なり，食行動や活動量の是正は患者の動機づけに加えて，本人の自覚と自立が重要であり，適正な生活習慣への理解を深める教育が欠かせない．食事指導では，問診や療養指導により生活習慣における改善すべき問題点を明らかにし，繰り返し栄養指導を行うことで，適切な食習慣への変化を促していく．また，歩行などの有酸素運動や生活活動を含む身体活動量が動脈硬化性疾患の発症および死亡率に影響することから中等度以上の強度の有酸素運動を中心に，定期的に（毎日 30 分以上を目標に）行うことが推奨されている．まずは，実行可能な課題からスタートし，スモールステップで持続していくことが重要となる．本稿では「脳心血管病予防に関する包括的リスク管理チャート 2019 年版」を基に，他学会のガイドラインを引用し，補填する形で脳心血管病予防を目標とした食事・運動療法について概説する．

脳心血管病予防における食事療法

1．食事療法の基本

　動脈硬化性疾患予防のための食事療法として，適正体重を維持するためのエネルギー摂取量の調節，エネルギー比の適正化，飽和脂肪酸の制限，n-3系多価不飽和脂肪酸摂取，食物繊維摂取，食塩・アルコールの制限などがすすめられている（**表 2**）．

[*1] Satoshi YASHIRO，〒 028-3694　岩手県紫波郡矢巾町医大通 1-1-1　岩手医科大学医学部内科学講座糖尿病・代謝・内分泌内科分野，助教
[*2] Yasushi ISHIGAKI，同，教授

表 1. 動脈硬化性疾患予防のための生活習慣改善

• 禁煙し，受動喫煙を回避する．
• 過食と身体活動不足に注意し，適正な体重を維持する．
• 肉の脂身，動物脂，鶏卵，果糖を含む加工食品の大量摂取を控える．
• 魚，緑黄色野菜を含めた野菜，海藻，大豆製品，未精製穀類の摂取量を増やす．
• 糖質含有量の少ない果物を適度に摂取する．
• アルコールの過剰摂取を控える．
• 中等度以上の強度の有酸素運動を中心に，定期的に（毎日 30 分以上を目標に）行う．

（文献 1 より改変して引用）

表 2. 動脈硬化性疾患予防のための食事療法

1. 過食に注意し，適正な体重を維持する．
• 総エネルギー摂取量(kcal/day)は一般に目標とする体重(kg)＊×身体活動量（軽い労作で 25〜30，普通の労作で 30〜35，重い労作で 35〜）を目指す．
2. 肉の脂身，動物脂，加工肉，鶏卵の大量摂取を控える．
3. 魚の摂取を増やし，低脂肪乳製品を摂取する．
• 脂肪エネルギー比率を 20〜25%，飽和脂肪酸エネルギー比率を 7%未満，コレステロール摂取量を 200 mg/day 未満に抑える．
• n-3 系多価不飽和脂肪酸の摂取を増やす．
• トランス脂肪酸の摂取を控える．
4. 未精製穀類，緑黄色野菜を含めた野菜，海藻，大豆および大豆製品，ナッツ類の摂取量を増やす．
• 炭水化物エネルギー比率を 50〜60%とし，食物繊維は 25 g/day 以上の摂取を目標とする．
5. 糖質含有量の少ない果物を適度に摂取し，果糖を含む加工食品の大量摂取を控える．
6. アルコールの過剰摂取を控え，25 g/day 以下に抑える．
7. 食塩の摂取は 6 g/day 未満を目標とする．

＊18〜49 歳：【身長(m)】^{2}×18.5〜24.9 kg/m^2，50〜64 歳：【身長(m)】^{2}×20.0〜24.9 kg/m^2，65〜74 歳：【身長(m)】^{2}× 21.5〜24.9 kg/m^2，75 歳以上：【身長(m)】^{2}×21.5〜24.9 kg/m^{2}とする．

（文献 1 より改変して引用）

表 3.
目標とする BMI[※1][※2]
[※1]男女共通．あくまで参考として使用する．
[※2]観察疫学研究において報告された総死亡率が最も低かった BMI を基に，疾患別の発症率と BMI の関連，死因と BMI との関連，喫煙や疾患の合併による BMI や死亡リスクへの影響，日本人の BMI の実態に配慮し，総合的に判断し目標とする範囲を設定．
[※3]高齢者では，フレイルの予防および生活習慣病の発症予防の両者に配慮する必要があることも踏まえ，当面目標とする BMI の範囲を 21.5〜24.9 kg/m^{2}とした．

年齢（歳）	目標とする BMI（kg/m^2）
18〜49	18.5〜24.9
50〜64	20.0〜24.9
65〜74[※3]	21.5〜24.9
75 以上[※3]	21.5〜24.9

（文献 2 より改変して引用）

2. 適正体重を意識したエネルギー制限

肥満は糖尿病や脂質異常症を始めとする危険因子の発症を促進することから，適正な体重の維持が重要である．エネルギーの摂取量および消費量のバランス維持を示す指標として BMI(body mass index)が一般的に用いられており，本邦では年齢ごとに目標とする BMI が設定されている（**表 3**)[2]．適正な BMI を目標としてエネルギー摂取量の調節が必要だが，長期間にわたって健康を保持・増進するためには適正な体重・体組成を維持することも重要である．近年の高齢化社会を踏まえて，65 歳以上では脳心血管病予防のために肥満の是正とともに，サルコペニア・フレイルを回避するために従来よりも多めのエネルギー摂取が推奨される傾向にある．

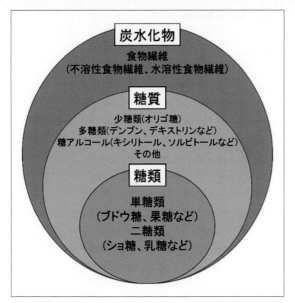

図 1. 炭水化物の分類

図中：
炭水化物
食物繊維
（不溶性食物繊維、水溶性食物繊維）
糖質
少糖類(オリゴ糖)
多糖類(デンプン、デキストリンなど)
糖アルコール(キシリトール、ソルビトールなど)
その他
糖類
単糖類
（ブドウ糖、果糖など）
二糖類
（ショ糖、乳糖など）

3．脂　質

1）飽和脂肪酸

　肉類や乳製品に多く含まれる飽和脂肪酸は血中LDL コレステロール(LDL-C)の増加と関連する．2 年以上にわたって飽和脂肪酸摂取を減らすことで心血管イベントは 17％低下し，さらに多価不飽和脂肪酸に置換すると心血管イベントは 27％低下する[3]．飽和脂肪酸は，バター，ラードなどの動物性脂，ヤシ油，脂の多い肉類と肉加工品（ソーセージ，ハム），乳製品(生クリーム，チーズ)，生クリームや脂を使ったケーキ，クッキー，菓子パンなどに多く含まれる．したがって，高 LDL-C血症では飽和脂肪酸の過剰摂取を避け，摂取エネルギーの 4.5％以上 7％未満とすることが推奨されている．

2）多価不飽和脂肪酸

　不飽和脂肪酸に対して多価不飽和脂肪酸摂取はLDL-C の低下と関連する．総エネルギー摂取量の 5％を炭水化物から多価不飽和脂肪酸に変えると血清 LDL-C が平均 2.8 mg/dl 低下すると報告されている[4]．

　多価不飽和脂肪酸には n-6 系脂肪酸と n-3 系脂肪酸があり，n-3 系脂肪酸にはエゴマ油やアマニ油などに含まれる α-リノレン酸と魚類に多く含まれるエイコサペンタエン酸(EPA)とドコサヘキサエン酸(DHA)がある．このうち，EPA と

DHA の摂取を増やすことにより中性脂肪が低下することが報告されている．

　EPA と DHA は青魚に多く含有されており，本邦におけるコホート研究では青魚の摂取量の多い群は，少ない群と比較し心血管疾患死亡率が低下しており[5]，その摂取量は 1 日 1 切れ程度であった．また，魚を干物，塩漬けなどでは食塩の過剰摂取を招くことから，薄味で食べることに留意する．

3）コレステロール

　コレステロールは主に体内で合成される．食事性コレステロールの 40～60％が吸収されるが，その量は体内で合成されるコレステロール 1/7～1/3 を占めるに過ぎない．また，肝のコレステロール合成は末梢への補給が一定になるように調整されており，コレステロール摂取量が直接血中総コレステロール値に反映されるわけではない[6]．しかし，コレステロール摂取量の制限による血清コレステロール値の低下は日本人でも認められていることから，高コレステロール血症では飽和脂肪酸と同時にコレステロールを含む食品の制限を行う[7]．高度な高 LDL-C 血症では 1 日のコレステロール摂取量を 200 mg 以下に制限することが推奨される．

4）トランス脂肪酸

　トランス脂肪酸は不飽和脂肪酸の中で構造中にトランス型の二重結合を持つ不飽和脂肪酸で，牛などの反芻動物由来の肉や乳製品にわずかに存在する一方で，植物油などに工業的に水素を付加して合成されたマーガリンやショートニングなど硬化油に多く含まれる．LDL-C を増加させるとともに，過剰摂取により冠動脈疾患のリスクが上昇する可能性が報告されている[8]．本邦のトランス脂肪酸摂取量は欧米と比べて少なく，制限は不要とする意見もあったが，トランス脂肪酸を多く含む市販の菓子や揚げ物などを多食する人や高LDL-C 血症患者に対しては動脈硬化性疾患予防の観点から啓発が必要と思われる．一方，乳製品などに含まれる天然由来のトランス脂肪酸摂取の

是非については，一致した見解が得られていない．

4．炭水化物

1）糖　質

炭水化物には糖質と食物繊維が含まれる（図1）．糖質の中でも単糖類，二糖類などの糖類は食後の血糖上昇とインスリン分泌亢進を引き起こし，肝や脂肪組織での脂肪酸やTG（トリグリセライド）の合成，肝からのVLDL（超低密度リポたんぱく質）の分泌を亢進する．糖質の過剰摂取は，肥満や糖尿病の発症・増悪につながるリスクがある．しかし，総エネルギー摂取量を制限せずに，炭水化物のみを極端に制限することによって減量を図ることは，長期的な食事療法としての遵守性や安全性などが証明されておらず，すすめられない．炭水化物を脂肪酸に置換した食事に変更すると，飽和脂肪酸，一価不飽和脂肪酸，多価不飽和脂肪酸の別に関わらず血清中性脂肪（TG）値が有意に減少することが示されている[4]ことから，高TG血症においては炭水化物，特に糖質の摂取に注意を要する．

ショ糖を含んだ甘味やジュースは，血糖コントロールの悪化や肥満を助長して脳心血管障害のリスク上昇につながる可能性があり，控えるべきである．果物としての果糖は，過量に摂取が血清TGや体重の増加につながることから一定量以内に抑えることが望ましい．

2）食物繊維

食物繊維はヒトの消化酵素で消化されない食物成分と定義され，水溶性食物繊維と不溶性食物繊維に大別される．水溶性食物繊維は水に溶けてゲル化し，脂質や糖の消化吸収抑制や遅延に貢献する．また，食物成分を吸着して糞便への排出を促進させるため，血中脂質や血糖の低下作用が期待される．我が国における理想的な食物繊維の摂取量は成人男性で21 g/日以上，成人女性で18 g/日以上とされている[2]．

水溶性食物繊維は麦類，大豆，海藻類，果物類，ぬめりのある芋類に多い．不溶性食物繊維は未精製穀類，大豆，野菜類に多く含まれ，未精製穀類

の摂取により冠動脈疾患リスクが低いことがメタ解析で報告されている[9]．十分量の食物繊維を摂取するためには，主食を麦飯やそばなどの雑穀や未精製穀類（玄米や全粒粉パンなど）にし，野菜や海藻と大豆（特に納豆）を増やすとよい．

5．タンパク質

タンパク質は生体の構成成分として重要な役割を果たしており，低栄養時や長時間の運動による糖質枯渇時などにはエネルギーの供給源となる．過剰摂取は腎障害を促進させる可能性があるため，20％エネルギーを超えるタンパク質摂取は好ましくない．一方で，高齢者でのタンパク質摂取不足は筋肉量の減少と相関し，サルコペニアやフレイルの状態をもたらす．したがって本邦では，総エネルギー量に占めるべきタンパク質由来のエネルギー量の割合が明示され，18〜49歳では13〜20％エネルギー，50〜64歳で14〜20％エネルギー，65歳以上では15〜20％エネルギーが推奨されている[2]．

6．食　塩

本邦では若年からの高血圧症の発症予防を推進するため，食塩相当量で男性は7.5 g/日，女性は6.5 g/日とされ[2]，降圧効果を得るには6 g/日未満の目標が提唱されている．日本人の食塩摂取量は平均10.0 g/日であり[10]，食塩制限を意識した食事療法が求められる．動物性食品にはナトリウムが含まれ，食材からの食塩供給量で2〜3 gを占めることから，調味料は3〜4 g程度に抑えなければならない．高齢者は極端な減塩が栄養素の摂取量低下を招き，フレイルを助長することも考えられ，柔軟な対応を要する．漬け物，汁物，海産物の塩蔵品，畜肉加工品，塩味をつけた飯類（握り飯，チャーハンなど）を控え，薄味の料理に慣れるように指導を行う．一方，カリウムの摂取によりナトリウム排泄を促進するので，十分なカリウムの確保のために緑黄色野菜を含めた野菜，海藻，果物の摂取を指導する．

表 4. 有酸素運動およびレジスタンス運動の糖代謝およ
び脂質代謝への効果

	有酸素運動	レジスタンス運動
体脂肪(%)	↓↓	↓
筋力	0～↑	↑↑↑
基礎代謝率	0～↑	0～↑
インスリン感受性	↑↑	↑↑
HDL-コレステロール	0～↑	0～↑
LDL-コレステロール	↓～0	↓～0
中性脂肪	↓↓	↓～0

↑↑↑高度増加, ↑↑中等度増加, ↑軽度増加, ↓軽度低下,
↓↓中等度低下, 0不変

（文献 11 より改変して引用）

脳心血管病予防における運動療法

1．運動の種類

1）有酸素運動

　酸素の供給に見合った強度の運動で，継続して
行うことによりインスリン感受性やHDL-C（高比
重リポタンパクコレステロール）の改善などの効
果が報告されている．歩行，ジョギング，水泳な
どの全身運動が該当し，心肺機能を高める効果が
ある．日常生活の中で歩行量を増やすといった方
法でも実施可能であり，運動習慣のない患者に対
しても推奨される．

2）レジスタンス運動

　おもりや抵抗負荷に対して動作を行う運動で，
ウエイトトレーニングやスクワットなどが含まれ
る．強い負荷強度で行えば無酸素運動に分類され
るが，筋肉量・筋力の維持・増進などの効果が期
待できる．サルコペニア，フレイルならびにロコ
モティブシンドロームの予防に有効であるとされ
ている．**表4**に有酸素運動，レジスタンス運動に
おける糖代謝および脂質代謝への効果を示す[11]．

2．運動の強度と頻度

　一般的に中等度の有酸素運動が推奨される．中
等度とは最大酸素摂取量（$\dot{V}O_2max$）の50％前後の
ものを指し，運動時の心拍数でその程度を判定す
る．簡易的には1分間の心拍数が，50歳未満では
100～120拍，50歳以上では100拍未満が中等度の
運動の目安となる．不整脈や心拍数に影響を与え
るような薬剤を服用中の患者では患者自身が「楽

である」または「ややきつい」といった体感を目安
にする．「きつい」と感じる時は運動強度が強く，
血圧が上昇している可能性もある．収縮期血圧が
180 mmHgを越えるような運動を持続的に行うこ
とは心血管イベント防止などの安全性の観点から
も避ける．

　運動強度の指標としてはMETs（metabolic equ-
ivalents）も有用である．METsは安静時代謝の何
倍に相当するかを示す運動強度の単位であり，
「中等度以上の強度」は3 METsに該当し，様々な
身体活動（生活活動・運動）の強度を**図2**に示し
た[12]．通常速度の歩行が3 METsに相当し，歩行
あるいはそれ以上の強度の運動が推奨される．徒
歩，軽い筋力トレーニングは3 METsに相当し，
慣れてきたらやや強度の強い運動強度（4～6
METs）を考慮する．

　運動時間は「毎日30分以上」を目標とする．30
分の運動は必ずしも続けて行う必要はないが，糖
質と脂肪酸の効率の良い燃焼のためには20分以
上の持続が望ましい．

3．安全に運動療法を行うために，運動指導を
行う前の注意点

　運動に伴うアクシデントとして最も注意すべき
は，心血管系イベントの発生である．無症状かつ
運動の程度が軽度～中等度であれば必要はない
が，普段よりも高強度の運動を行う場合や心血管
疾患のリスクが高い患者ではメディカルチェック
が必要となる．脳，心，呼吸器疾患の既往歴，胸
痛や間欠性跛行などの自覚症状の有無，心雑音や
浮腫など他覚症状の確認，糖尿病や高血圧，喫煙
などの危険因子の有無などの確認を行う．臨床現
場においては，必要に応じて運動負荷試験など虚
血性変化評価の他に心エコー，頸動脈エコー，足
関節上腕血圧比（ABI）なども考慮する．

　運動療法は持続することが重要であり，患者の
嗜好に合った運動を取り入れるなど，運動するこ
との楽しさを実感できるように工夫する．まと
まった運動時間が確保できない場合は日常生活で
の歩行速度の意識（早歩きなど）や階段移動を積極

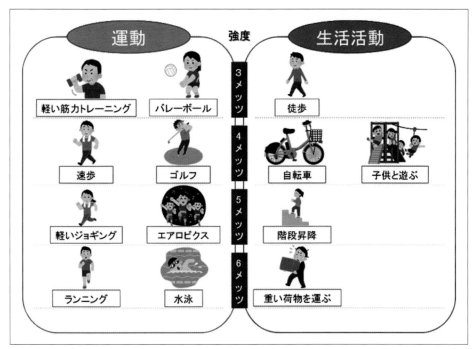

図 2. 身体活動における運動強度

（文献 12 より作成）

的に活用するなどして生活活動の意識的強化により身体活動を増やす取り組みも効果的である.

おわりに

　我々が生活指導を行うには，食事や運動に対する正しい知識と理解が必要である．また，生活習慣を改善させるには医師，栄養士や理学療法士など多職種が関わることが理想であるが，生活習慣を変えるうえで最も重要なのは本人の意思である．今後，超高齢化社会を迎え糖尿病・高血圧症・脂質異常症患者が増加することから，脳心血管病の予防と治療に向けて病院のみならず地域ぐるみでより良い生活習慣を身につける啓発活動が重要である.

文　献

1) 日本動脈硬化学会編：動脈硬化性疾患予防ガイドライン 2022 年版，日本動脈硬化学会，2022.
2) 伊藤貞嘉，佐々木　敏：日本人の食事摂取基準（2020 年版），第一出版，2022.
　Summary　本邦における食事療法の基礎となる文献.
3) Hooper L, et al：Reduction in saturated fat intake for cardiovascular disease. *Cochrane Database Syst Rev*,(6)：CD011737, 2015.
4) Mensink RP, Katan MB：Effect of dietary fatty acids on serum lipids and lipoproteins. A meta-analysis of 27 trials. *Arterioscler Thromb*, **12**(8)：911-919, 1992.
5) Yamagishi K, et al：Fish, omega-3 polyunsaturated fatty acids, and mortality from cardiovascular diseases in a nationwide communitybased cohort of Japanese men and women the JACC (Japan Collaborative Cohort Study for Evaluation of Cancer Risk)Study. *J Am Coll Cardiol*, **52**(12)：988-996, 2008.
　Summary　多価不飽和脂肪酸について詳細に示されている.
6) McNamara DJ, et al：Heterogeneity of cholesterol homeostasis in man. Response to changes in dietary fat quality and cholesterol quantity. *J Clin Invest*, **79**(6)：1729-1739, 1987.
7) Sasaki S, et al：Change and 1-year maintenance of nutrient and food group intakes at a 12-week worksite dietary intervention trial for men at high risk of coronary heart disease. *J Nutr Sci Vitaminol*, **46**(1)：15-22, 2000.
8) Mozaffarian D, et al：Health effects of transfatty

acids：experimental and observational evidence. *Eur J Clin Nutr*, **63** Suppl 2：S5-S21, 2009.

9) Aune D, et al：Whole grain consumption and risk of cardiovascular disease, cancer, and all cause and cause specific mortality：systematic review and dose-response meta-analysis of prospective studies. *BMJ*, **353**：i2716, 2016.

10) 厚生労働省. 令和元年国民健康・栄養調査報告. 〔https://www.mhlw.go.jp/content/000711006. pdf:2020.〕

11) Williams MA, et al：Resistance exercise in individuals with and without cardiovascular disease：2007 upadate：a scientific statement from the American Heart Association Council on Clinical Cardiology and Council on Nutrition, Physical Activity, and Metabolism. *Circulation*, **116**(5)：572-584, 2007.

12) 日本糖尿病学会：糖尿病治療ガイド 2022-2023, 文光堂, 2022.

四季を楽しむ

ビジュアル 嚥下食レシピ

好評

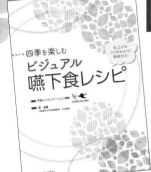

監修・執筆 宇部リハビリテーション病院
田辺のぶか，東　栄治，米村礼子

Swallowing Team

編集 原　浩貴（川崎医科大学耳鼻咽喉科　主任教授）

2019年2月発行　B5判　150頁　定価3,960円（本体3,600円＋税）

見て楽しい、食べて美味しい、四季を代表する22の嚥下食レシピを掲載！
お雑煮からバーベキュー、ビールゼリーまで、イベント食、お祝い食に大活躍！
詳細な写真付きの工程説明と、仕上げのコツがわかる動画で、作り方が見て
わかりやすく、嚥下障害の基本的知識も解説された、充実の1冊です。

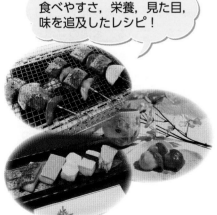

食べやすさ，栄養，見た目，
味を追及したレシピ！

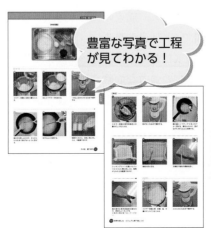

豊富な写真で工程
が見てわかる！

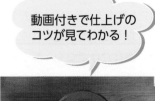
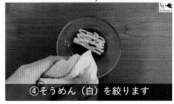

動画付きで仕上げの
コツが見てわかる！

④そうめん（白）を絞ります

全日本病院出版会
〒113-0033 東京都文京区本郷 3-16-4　Tel：03-5689-5989
www.zenniti.com　　　　　　　　　　　　　　　Fax：03-5689-8030

MB Med Reha **No.285**：**34-40**, 2023

特集／脳心血管病　予防と治療戦略

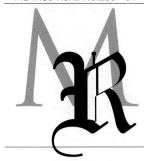

脳心血管病予防と治療における慢性腎臓病の考え方

伊藤　修*

Abstract　近年，慢性腎臓病（chronic kidney disease；CKD）が腎不全への進行だけでなく，脳心血管病発症の強力な危険因子であることが明らかになっている．CKD患者では高血圧が高頻度に併存し，糖尿病性腎症や腎硬化症が主要な原因疾患であることから，CKD患者のアテローム性動脈硬化進展には高血圧や糖尿病が重要な危険因子である．これらの脳心血管病の古典的危険因子に加えて，腎機能低下に伴う二次的な代謝異常による非古典的危険因子が集積している．CKDは脳心血管病の高リスク病態であることから，脳心血管病リスクの包括的管理においてCKDのスクリーニングは重要である．問診による合併症・既往歴の確認および診察に加え，一般検尿や心電図検査を行い，それらの異常に応じて専門医への紹介が望まれる．脳心血管病予防の対策として，CKDの治療，リスク因子と病態に応じた管理目標値の設定，生活習慣の改善や薬物療法が重要である．

Key words　脳心血管病（cerebro-cardiovascular disease），慢性腎臓病（chronic kidney disease；CKD），心腎連関（cardio-renal syndrome），予防（prevention），腎臓リハビリテーション（renal rehabilitation）

はじめに

慢性腎臓病（chronic kidney disease；CKD）は，「尿たんぱく陽性などの腎疾患の存在を示す所見」，もしくは「糸球体濾過量（glomerular filtration rate；GFR）が60 ml/min/1.73 m^{2}未満」が3か月以上続く状態と定義されている[1]．我が国のCKDの患者数は，2005年には1,320万人，成人の8人に1人であったが，2015年には1,480万人，成人の7人に1人となり[2]，過去10年間でCKD患者数のさらなる増加が見られる．近年，CKDが腎不全への進行だけでなく，脳心血管病発症の強力な危険因子であることが明らかにされている．一方，脳心血管病は末期腎不全（end-stage renal disease；ESRD）である透析患者の多くに認められ，その死亡率を左右する．本稿では，脳心血管病予防と治療におけるCKDの考え方として，CKDと脳心血管病の関連，CKDの診断・スクリーニング，専門医への紹介，CKDにおける脳心血管病予防，腎臓リハビリテーションについて概説する．

脳心血管病とCKDの関連

1．心血管病とCKDの関連

心血管システムと腎システムは相互依存し，一方の障害が他の障害を引き起こす，いわゆる心腎連関がある．多くの疫学調査や臨床試験において，心血管病の発症リスクが腎機能低下により高まることが明らかになっている．米国のコホート研究では，推算GFR（estimated GFR；eGFR）が60 ml/min/1.73 m^{2}未満の群ではeGFRが15 ml/min/1.73 m^{2}低下するごとに，心血管イベントが指数関数的に増加していた[3]（**図1**）．高血圧治療の大規模臨床試験であるALLHAT試験では，eGFRが60 ml/min/1.73 m^{2}未満の群において，腎イベ

---

* Osamu ITO, 〒 983-8512 宮城県仙台市宮城野区福室1-12-1　東北医科薬科大学リハビリテーション学，教授

ント（ESRD あるいは GFR の 50%以上の低下）の発症率が高かったが，それ以上に心血管イベント発生頻度がはるかに多かった[4]．我が国を含めた国際的な大規模疫学研究においても，ESRD と脳心血管病を合わせた複合アウトカムのリスクは，たんぱく尿（アルブミン尿）の程度が強いほど，eGFR が低いほど高いことが示されている[5]．

左室収縮能の保たれた安定狭心症患者を対象とした PEACE 試験では，eGFR が 60 ml/min/1.73 m² 未満の群において有意に死亡率が高かった[6]．また，急性心筋梗塞後の患者を対象とした VAL-IANT 試験においても，軽度の腎機能障害が存在すると心筋梗塞再発，心血管死，心不全などが増加した[7]．心不全患者を対象とした CHARM 試験では，eGFR と左室駆出率が心血管死と心不全悪化による再入院の独立した予測因子であった[8]．我が国においても，eGFR が心不全患者の全死亡および再入院の回避率の予測因子であることが明らかになっている[9]．このように，CKD は心不全の予後規定因子としても重要である．CKD は脳心血管病の危険因子として重要であるが，ESRD 発症以前の脳心血管病による死亡率は ESRD の発症率よりもはるかに高い[10]．

2．脳梗塞と CKD の関連

CKD が心血管病や心血管死の危険因子であることから，脳卒中発症リスクも高めることが推測されているが，CKD 患者の脳梗塞病型やその臨

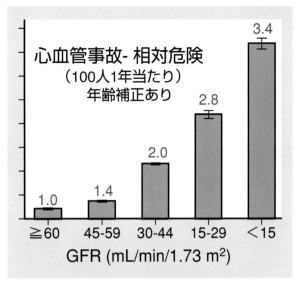

図 1. 腎機能（GFR）別の心血管事故の相対危険
（文献 3 より引用，改変）

床的影響は明らかでなかった．日本脳卒中データバンク登録情報を用いた CKD 患者における脳梗塞病型と退院時機能転帰の関連の研究成果が国立循環器病研究センターから最近報告された[11]．脳梗塞患者 10,392 例のうち，2,419 例（23%）は eGFR 45〜59 ml/min/1.73 m²，1,976 例（19%）は eGFR 45 ml/min/1.73 m² 未満，その内 185 例（1.8%）は血液透析を受けていた．eGFR 45〜59 ml/min/1.73 m² と eGFR 45 ml/min/1.73 m² 未満の患者やたんぱく尿を認める患者は，心原性脳塞栓症の割合が最も多かった（**図 2**）[11]．eGFR 減少に伴い心原性脳塞栓症の割合が増加した一方で，小血管梗塞の割合は減少した．アテローム血管性脳

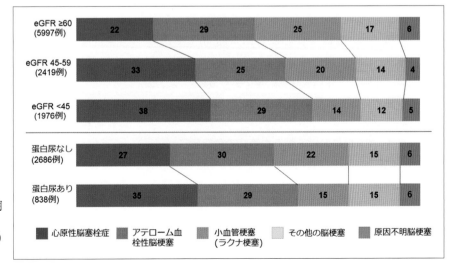

図 2.
腎機能別にみた死亡率と末期腎不全発症率
（文献 11 より引用，改変）

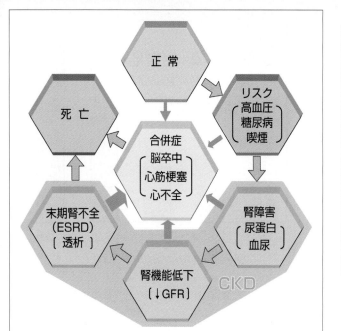

図 3. CKD の発症と進行の概念
(日本腎臓学会：CKD 診療ガイド 2009, 東京医学社, 2009 より引用)

表 1. CKD 患者が有する脳心血管病の危険因子

古典的危険因子	非古典的危険因子
• 高齢 • 男性 • 高血圧 • 高 LDL-C • 低 HDL-C • 糖尿病 • 喫煙 • 運動不足 • 閉経 • 心血管病家族歴 • 左室肥大	• アルブミン尿 • ホモシステイン • リポたんぱくおよびアポリポたんぱくアイソフォーム • リポたんぱくレムナント • 貧血 • カルシウム／リン代謝異常 • 細胞外液量の増大 • 電解質異常 • 酸化ストレス • 炎症(CRP) • 低栄養 • 凝固系亢進 • 睡眠障害 • 一酸化窒素／エンドセリン不均衡

(文献 15 より引用，改変)

梗塞やその他の脳梗塞や原因不明脳梗塞では CKD の有無で割合の差は認められなかった．

3．透析患者における脳心血管病

透析患者は増加の一途をたどっており，本邦の患者数は 2021 年末に約 35 万人となっている．新規透析導入患者の原因疾患は頻度の高い順に，糖尿病性腎症（約 40%），腎硬化症（約 18%），慢性糸球体腎炎（約 15%）であり，糖尿病性腎症と腎硬化症を原因とする透析導入は全体の 50% を超える[12]．

脳心血管病は透析患者の主要な死亡原因であり，透析患者の長期的予後に影響を与えている．透析患者の死亡原因は，本邦では心不全（約 20%），脳血管障害（約 5%），心筋梗塞（約 2.5%）が多く[12]，米国では心血管病が約 40% を占める[13]．この透析患者の脳心血管病による死亡率は，年齢の上昇により差が縮小するものの，非透析患者の脳心血管病による死亡率の 500～2 倍と高率である[14]．

4．CKD における脳心血管病の危険因子

CKD 患者では高血圧が高頻度に併存し，糖尿病性腎症や腎硬化症が主要な原因疾患であることから，CKD 患者のアテローム性動脈硬化進展に

は高血圧や糖尿病が重要な危険因子である（**図 3**）．これらの脳心血管病の古典的危険因子に加えて，CKD 患者では他の腎不全に特有な因子である非古典的危険因子が集積していることが示唆されている[15]（**表 1**）．これらの非古典的危険因子の多くは腎機能低下に伴う二次的な代謝異常によるものである．慢性炎症と低栄養が密接に関連した栄養低下・炎症複合症候群に加えて，酸化ストレスが透析患者での脳心血管病進展の主要病態と推測されている．透析患者のうっ血性心不全は複合的な病態であり，高血圧性心臓病に加えて，溢水，貧血，虚血性心疾患，弁膜症などがその背景因子となっている．透析患者では心筋線維の異常が認められ，非透析患者よりも虚血に弱く，突然死の原因となっている．

CKD の重症度分類

CKD は，① 尿異常，画像診断，血液，病理で腎障害の存在が明らかで，特に 0.15 g/gCr 以上のたんぱく尿（30 mg/gCr 以上のアルブミン尿）の存在が重要，② GFR 60 ml/分/1.73 m² 未満，のいずれかまたは両方が 3 か月以上持続する状態と定義

表 2. CKD の重症度分類

原疾患	たんぱく尿区分		A1	A2	A3
糖尿病	尿アルブミン定量 （mg/日）		正常	微量アルブミン尿	顕性アルブミン尿
	尿アルブミン/Cr 比 （mg/gCr）		30 未満	30〜299	300 以上
高血圧 腎炎 多発性嚢胞腎 腎移植 不明 その他	尿たんぱく定量 （g/日）		正常	軽度たんぱく尿	高度たんぱく尿
	尿たんぱく/Cr 比 （g/gCr）		0.15 未満	0.15〜0.49	0.50 以上
GFR 区分 （m*l*/分/1.73 m²）	G1	正常または高値	≧90		
	G2	正常または軽度低下	60〜89		
	G3a	軽度〜中等度低下	45〜59		
	G3b	中等度〜高度低下	30〜44		
	G4	高度低下	15〜29		
	G5	末期腎不全（ESKD）	<15		

重症度は原疾患・GFR 区分・たんぱく尿区分を合わせたステージにより評価する．CKD の重症度は死亡，末期腎不全心血管死亡発症のリスクを緑のステージを基準に，黄，オレンジ，赤の順にステージが上昇するほどリスクは上昇する．

（KDIGO CKD guideline 2012 を日本人用に改変）（文献 1 より引用）

されている[1].

CKD の原疾患により予後が異なることから，原疾患（cause），アルブミン尿を含むたんぱく尿（albuminuria/proteinuria）ならびに糸球体濾過量（GFR）の 3 要因を用いた CKD の重症度分類（CAG 分類）が提案されている（**表 2**）[1]．糖尿病性腎症以外では，アルブミン尿（尿アルブミン/Cr 比）の代わりにたんぱく尿（尿たんぱく/Cr 比）が利用される．

CKD のスクリーニング

CKD は脳心血管病の高リスク病態であることから，脳心血管病リスクの包括的管理において，CKD のスクリーニングは重要である．CKD のスクリーニングのためには，まず Step 1a として一般検尿で尿たんぱく・尿潜血を評価し，血清 Cr 測定による eGFR の評価を行う．次に，Step 1b として尿たんぱくが（±）以上の場合には，随時スポット尿における尿たんぱく/Cr 比でたんぱく尿の程度を定量評価する[1)16)]．

腎臓内科専門医への紹介目安

CKD と包括される病態は多様であり，不可逆的ではあるが，比較的安定した経過をとるものもあれば，腎生検による診断に基づき寛解を目指した治療が可能な病態や治療が急がれるもの，あるいは腎移植・透析療法などの腎代替療法を念頭に置いた専門診療が望ましい場合もある．日本腎臓学会では，Step 1c の腎臓内科専門医への紹介の目安として，① たんぱく尿と血尿を両方認める CKD 患者，② eGFR<45 m*l*/分/1.73 m²（G3b〜5）またはたんぱく尿区分 A3（糖尿病では尿アルブミン/Cr 比 300 mg/gCr 以上の場合，糖尿病以外では尿たんぱく/Cr 比 0.50 g/gCr 以上）を挙げている[1]．また，40 歳未満や A2 区分（糖尿病では尿アルブミン/Cr 比 30〜299 mg/gCr，それ以外では尿たんぱく/Cr 比 0.15〜0.49 g/gCr）では，eGFR 45〜59 m*l*/分/1.73 m² でも紹介することが望ましい（**表 3**）[1)16)]．

表 3. 専門医などへの紹介必要性の判断

① **脳卒中**／一過性脳虚血発作(transient ischemic attack;TIA)・冠動脈疾患・心房細動などの不整脈・大動脈疾患や末梢動脈疾患(peripheral arterial disease;PAD)の既往や合併が疑われる場合	
② **高血圧患者**:二次性高血圧疑い(若年発症・急激な発症等),妊娠高血圧症候群,高血圧緊急症・切迫症疑い(未治療で拡張期血圧≧120 mmHg),治療中ではあるが≧180/110 mmHg または 3 剤併用でも降圧目標未達成	
③ **糖尿病**:1 型糖尿病,HbA1c≧8.0%,空腹時血糖≧200 mg/d/(または随時血糖≧300 mg/d/),急性合併症(高血糖緊急症),妊娠糖尿病	
④ **脂質異常症**:LDL-C≧180 mg/d/,HDL-C<30 mg/d/,TG≧500 mg/d/,non-HDL-C≧210 mg/d/,原発性脂質異常症疑い,二次(続発性)脂質異常症疑い	
⑤ **CKD**:たんぱく尿と血尿を両方認める CKD 患者,eGFR<45 ml/分/m² (G3b〜5)またはたんぱく尿区分 A3(糖尿病では尿アルブミン/Cr 比 300 mg/gCr 以上の場合,糖尿病以外では尿たんぱく/Cr 比 0.50 g/Cr 以上)に該当する場合. 40 歳未満や A2 区分(糖尿病では尿アルブミン/Cr 比 30〜299 mg/gCr,糖尿病以外では尿たんぱく/Cr 比 0.15〜0.49 g/Cr)では,eGFR 45〜59 ml/分/m² でも紹介することが望ましい.	
⑥ **肥満**:高度肥満(BMI≧35),二次性肥満(症候性肥満)疑い	

(文献 16 から引用改変)

表 4. CKD 患者の生活指導

1.	水分の過剰摂取や極端な制限は有害である.
2.	食塩摂取量の基本は 3 g/日以上 6 g/日未満である.
3.	摂取エネルギー量は,性別,年齢,身体活動レベルで調整するが 25〜35 kcal/kg 体重/日が推奨される. 一方,肥満症例では体重に応じて 20〜25 kcal/kg 体重/日を指導してもよい.
4.	摂取たんぱく質量は,CKD ステージ G1〜G2 は,過剰にならないように注意する.
5.	ステージ G3 では 0.8〜1.0 g/kg 体重/日のたんぱく質摂取を推奨する.
6.	ステージ G4〜G5 ではたんぱく質摂取を 0.6〜0.8 g/kg 体重/日に制限することにより,腎代替療法(透析,腎移植)の導入が延長できる可能性があるが,実施にあたっては十分なエネルギー摂取量確保と,医師および管理栄養士による管理が不可欠である.
7.	24 時間蓄尿による食塩摂取量,たんぱく質摂取量の評価を定期的に実施することが望ましい.
8.	肥満の是正に努める(BMI<25 を目指す).
9.	禁煙は CKD の進行抑制と心血管疾患(CVD)の発症抑制のために必須である.
10.	適正飲酒量はエタノール量として,男性では 20〜30 ml/日(日本酒 1 合)以下,女性は 10〜20 ml/日以下である.

(文献 1 から引用改変)

脳心血管病のスクリーニングと専門医への紹介目安

問診による合併症・既往歴の確認および診察に加え,心電図による不整脈や虚血性心疾患のスクリーニングが重要となる. スクリーニングで異常が認められた場合,Step 1c の専門医への紹介を考慮すべきものとして,**表3**で示されるような場合が挙げられる[16].

CKD における脳心血管病予防の考え方

CKD における脳心血管病予防の対策は,CKD 自身を悪化させないこと(可能であれば寛解させること)が重要である. 同時に,Step 3 として脳心血管病のリスク因子を見定め,Step 4 としてリスク因子と個々の病態に応じた管理目標値を設定する[16].

Step 5 の生活習慣の改善として,禁煙,体重管理,食事管理(減塩・過剰なたんぱく質摂取の制限)ならびに適度な身体活動・運動が挙げられる[16]. 日本腎臓学会の CKD 診療ガイドにおける生活指導を**表4**に示す. これらの生活習慣の改善は,CKD の原疾患によらず,また,脳心血管病に対しても好ましいと考えられる.

生活習慣の改善のみでは，リスク因子を十分に管理できない場合，薬物療法を考慮する（Step 6）．脂質については，CKD は高リスクであり，LDL-C（コレステロール）<120 mg/dl, non-HDL-C<150 mg/dl の管理目標が提案されており，薬剤としては，スタチン単独あるいはスタチン＋エゼチミブの併用療法が推奨されている[16]．

腎機能低下症例では禁忌あるいは慎重投与となる薬剤があり，薬物相互作用にも注意が必要である．高齢者や腎機能低下を有する場合は，薬剤の副作用に特に注意する．薬物療法の詳細は，各疾患の診療ガイドラインを参考にする[16]．

脳心血管病予防としての腎臓リハビリテーション

運動は尿たんぱくや腎機能障害を悪化させるという懸念から，かつては腎機能障害者への運動療法は存在せず，むしろ社会生活や学校における活動が制限されていることが少なくなかった．尿たんぱくや腎機能障害を悪化させるという懸念から推奨してきた運動制限に臨床的な根拠はなく，CKD 患者においても身体活動の低下は心血管疾患による死亡のリスクであることが近年明らかになり，運動療法は CKD 患者の身体機能の向上および QOL の改善だけでなく，腎機能維持や生命予後改善のための介入手段としても期待されるようになった[17]．

腎臓リハビリテーションは，腎疾患や透析医療に基づく身体的・精神的影響を軽減させ，症状を調整し，生命予後を改善し，心理社会的ならびに職業的な状況を改善することを目的として，運動療法，食事療法と水分管理，薬物療法，教育，精神・心理的サポートを行う，長期にわたる包括的なプログラムと定義されている[17]．この腎臓リハビリテーションの普及ならびに医学的発展を目的として，医療関係者や研究者の職種を超えた学術団体である日本腎臓リハビリテーション学会が 2011 年に設立され，学術集会の開催，ガイドラインの発行[18]，腎臓リハビリテーション指導士制度，診療報酬化などの活動を展開している[17]．

文　献

1) 日本腎臓学会：CKD 診療ガイド 2012，東京医学社，2012.
Summary CKD ガイドラインで，CKD の診断意義，診断基準，病型，専門医への紹介目安，食事・生活習慣の指導，薬物治療などを概説している．

2) Nagai K, et al：Estimating the prevalence of definitive chronic kidney disease in the Japanese general population. *Clin Exp Nephrol*, **25**(8)：885-892, 2021.

3) Go AS, et al：Chronic kidney disease and the risks of death, cardiovascular events, and hospitalization. *N Eng J Med*, **351**(13)：1296-1305, 2004.

4) Rahman M, et al：ALLHAT Collaborative Research Group：Cardiovascular outcomes in high-risk hypertensive patients stratified by baseline glomerular filtration rate. *Ann Intern Med*, **144**(3)：172-180, 2006.

5) Matsushita K, et al：Association of estimated glomerular filtration rate and albuminuria with all-cause and cardiovascular mortality in general population cohorts：a collaborative meta-analysis. *Lancet*, **375**(9731)：2073-2081, 2010.

6) Braunwald E, et al：PEACE Trial Investigators：Angiotensin-converting-enzyme inhibition in stable coronary artery disease. *N Engl J Med*, **351**(20)：2058-2068, 2004.

7) White HD, et al：VALIANT Investigators：Mortality and morbidity remains high despite captopril and/or valsartan therapy in elderly patients with left ventricular systolic dysfunction, heart failure, or both after acute myocardial infarction：results from the Valsartan in Acute Myocardial Infarction Trial (VALIANT). *Circulation*, **112**(22)：3391-3390, 2005.

8) Hillege HL, et al：Candesartan in Heart Failure：Assessment of Reduction in Mortality and Morbidity (CHARM) Investigators：Renal function as a predictor of outcome in a broad spectrum of patients with heart failure. *Circulation*, **113**(5)：671-678, 2006.

9) Hamaguchi S, et al：Chronic kidney disease as an independent risk for long-term adverse outcomes in patients hospitalized with heart failure in Japan. Report from Japanese Cardiac Regis-

try of Heart Failure in Cardiology(JCARE-CARD). *Circ J*, **73**(8)：1442-1447, 2009.

10）Keith DS, et al. Longitudinal follow-up and outcomes among a population with chronic kidney disease in a large managed care organization. *Arch Intern Med*, **164**(6)：659-663, 2004.

11）Miwa K, et al：Etiology and outcome of ischemic stroke in patients with renal impairment including chronic kidney disease：Japan Stroke Data Bank. *Neurology*, **98**(17)：e1738-e1747, 2022.
Summary 国立循環器病研究センターから報告された我が国の CKD 患者における脳梗塞病型と退院時機能転帰の関連についての研究論文である.

12）花房規男ほか：日本透析医学会統計調査委員会：わが国の慢性透析療法の現況(2021 年 12 月 31 日現在). 透析会誌, **55**(12)：665-723, 2022.

13）Kidney Disease Outcomes Quality Initiative(K/DOQI)Group：K/DOQI clinical practice guidelines for management of dyslipidemias in patients with kidney disease. *Am J Kidney Dis*, **41**(Suppl 3)：S1-91, 2003.

14）Foley RN, et al：Clinical epidemiology of cardiovascular disease in chronic renal disease. *Am J Kidney Dis*, **32**(Suppl 3)：S112-119, 1998.

15）Sarnak MJ, Levey AS：Cardiovascular disease and chronic renal disease：a new paradigm. *Am J Kidney Dis*, **35**(Suppl 1)：S117-131, 2000.

16）脳心血管病協議会：脳心血管病予防に関する包括的リスク管理チャート 2019. 日内会誌, **108**(5)：1024-1070, 2019.

17）伊藤　修：腎臓リハビリテーションの進歩. *Jpn J Rehabil Med*, **58**：1113-1119, 2021.

18）日本腎臓リハビリテーション学会：腎臓リハビリテーションガイドライン. 南江堂, 2019.
Summary 世界初の腎臓リハビリテーションガイドライン. 総論は各種評価法や標準的な運動療法の概説, 各論は運動療法の効果のシステマティックレビューとなっている.

MB Med Reha **No.285**：41-46, 2023

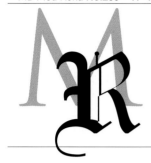

特集／脳心血管病　予防と治療戦略

脳心血管病予防と治療のための血圧管理
―管理目標を中心に―

谷山佳弘*

Abstract　高血圧は脳心血管病の発症，進展および再発と大きく関わっている．したがって，血圧の管理はその予防および治療において最も重要である．高血圧の診断においては，診察室血圧のみならず，家庭血圧も評価する．二次性高血圧の除外も重要である．治療においては，食塩制限をはじめ生活習慣の是正を行い，年齢，臓器障害あるいは併存疾患に応じて，適応のある降圧薬を投与する．高齢者の降圧治療においては，その特徴・特殊性に対する配慮が必要である．脳心血管病の予防効果は降圧度の大きさに比例するため，設定されている降圧目標まで十分に血圧を低下させることが最も重要である．しかしながら，我が国で行われている診療の現実を見ると，高血圧患者全体の30%未満にしか十分な降圧がされておらず，高血圧は未だ脳卒中，心筋梗塞，心不全などの循環器疾患による死亡の最大の原因であり，高血圧パラドックスと呼ばれている．この克服が今後の課題である．

Key words　降圧療法(antihypertensive therapy)，降圧目標(blood pressure targets)，生活習慣(life style)，降圧薬(antihypertensive drugs)，高血圧パラドックス(hypertension paradox)

はじめに

高血圧は脳心血管病の発症，進展および再発と大きく関わっている．高血圧を原因とする脳心血管病死亡者は，我が国において年間約10万人に及ぶと報告されている（**図1**）[1]．また，脳心血管病の発症によって，QOL も損なわれることになる．したがって，高血圧治療の目的は，高血圧の持続によってもたらされる脳心血管病の発症・進展・再発の抑制とともに，それらによる死亡を減少させること，また，高血圧者がより健康で高い QOL を保った日常生活ができるように支援することである[2]．

本稿では「脳心血管病予防に関する包括的リスク管理チャート 2019」[3]の内容に準拠し，脳心血管病予防と治療のための血圧管理について概説する．

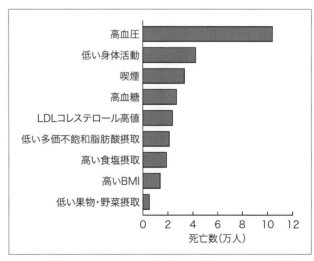

図 1．我が国の脳心血管病による死亡数への各種危険因子の寄与（男女計）

（文献 1 より引用）

* Yoshihiro TANIYAMA，〒573-1191 大阪府枚方市新町 2 丁目 3-1　関西医科大学内科学第二講座腎臓内科担当，診療教授

表 1. 家庭血圧測定に際しての患者指導と判定の要点

1. 装 置	上腕カフ・オシロメトリック法に基づく装置
2. 測定時の姿勢	原則として背もたれつきの椅子に座る. 脚を組まない. カフの位置は心臓の高さ
3. 測定条件	朝：起床後 1 時間以内, 排尿後, 服薬前, 朝食前, 座位 1〜2 分安静後
	晩(就床前)：座位 1〜2 分安静後
4. 測定回数	1 機会原則 2 回測定し, その平均をとる.
	1 機会に 1 回のみ測定した場合は, その値を用いる.
5. 評価の対象	朝の 5 日以上の平均, 晩の 5 日以上の平均, すべての個々の測定値
6. 高血圧の基準	朝・晩いずれかの平均値≧135/85 mmHg
7. 注意事項	家庭血圧測定に対し不安を持つ者には測定を強いない.
	測定値に一喜一憂する必要のないことを指導する.
	測定値に基づき, 自己判断で降圧薬の中止や降圧薬の増減をしてはならないことを指導する.
	添付文書に記載の耐用年数・測定回数を考慮した使用が必要で, 劣化が疑われる場合は修理・交換を指導する.

(日本高血圧学会高血圧治療ガイドライン作成委員会編：高血圧治療ガイドライン 2019, 16, 日本高血圧学会, 2019.
より引用改変)

血圧と脳心血管病

日本人の脳卒中の人口寄与危険度は, 高血圧が 56％と最大であり[4], 一方で冠動脈疾患の人口寄与危険度は, 高血圧が 34％と報告されている[5]. 健康日本 21 では, 収縮期血圧 10 mmHg の上昇で虚血性心疾患の発症・死亡リスクが1.16〜1.40倍に上昇することが示されている[6].

近年の疫学調査では, 脳心血管病のリスク因子として高血圧の相対的な寄与度が低下し, 一方で肥満・糖尿病, 脂質異常症あるいは慢性腎臓病の関与が高くなっているとされる. したがって, 単一疾患の管理ではなく, 『包括的リスク管理』が謳われているが, かと言って決して高血圧管理の重要性が低下したわけではない.

血圧管理の実際

1. 「脳心血管病予防に関する包括的リスク管理チャート 2019」

「脳心血管病予防に関する包括的リスク管理チャート 2019」(管理チャート 2019)[3]は日本内科学会を含む 15 学会・団体が合同で, 脳卒中, 心臓病その他の循環器病を予防するための統合的な管理指針を示すという趣旨で作成されている. 本管理チャートは, 臨床現場で使用しやすいように Step 1〜6 までの順に従って診断・診療できるよ

うに設計されている. 基本的に健康診断などで偶発的に脳心血管病リスクを指摘されて来院する患者を主な対象者としているが, 既に加療中の患者に対しても管理状態の評価ツールとして活用可能になるように作成されている. 各々のステップは, ① スクリーニング, ② 各リスク因子の診断と追加的評価項目, ③ 治療開始前に確認すべきリスク因子, ④ リスク因子と個々の病態に応じた管理目標の設定, ⑤ 生活習慣の改善, ⑥ 薬物療法となっており, 確認すべき所見や専門医紹介の必要性などを簡潔に示している. 血圧管理については, 日本高血圧学会の高血圧治療ガイドライン 2019(JSH2019)が参照されている. 以下に具体的な内容について述べる.

2. 高血圧の診断

高血圧治療にあたって, 最初の一歩となるのはその正確な診断である. 管理チャート 2019 においては, Step 1a の問診で家庭血圧, 身体所見としての診察室血圧, Step 1b で起立時血圧, さらに Step 2 で追加評価項目としての 24 時間自由行動下血圧が記載されている. このうち家庭血圧測定は, JSH2019 において再現性の最も高い血圧測定法であり, 白衣高血圧, 朝の高血圧や仮面高血圧の診断や治療抵抗性高血圧の診断と治療方針の決定に有用であるとされている. **表 1** に家庭血圧測定に際しての患者指導と判定の要点を示す. 診察

表 2. 生活習慣の修正項目

| 1. 食塩制限 6 g/日未満 |
| 2. 野菜・果物の積極的摂取*
飽和脂肪酸, コレステロールの摂取を控える.
多価不飽和脂肪酸, 低脂肪乳製品の積極的摂取 |
| 3. 適正体重の維持: BMI(体重 [kg]÷身長 [m]²)25 未満 |
| 4. 運動療法: 軽強度の有酸素運動(動的および静的筋肉負荷運動)を毎日 30 分, または 180 分/週以上行う. |
| 5. 節酒: エタノールとして男性 20〜30 ml/日以下, 女性 10〜20 ml/日以下に制限する. |
| 6. 禁煙 |

生活習慣の複合的な修正はより効果的である.
*カリウム制限が必要な腎障害患者では, 野菜・果物の積極的摂取は推奨しない.
肥満や糖尿病患者などエネルギー制限が必要な患者における果物の摂取は 80 kcal/日
程度にとどめる.

(文献 7 より引用)

室血圧 140/90 mmHg 以上, 家庭血圧 135/85 mmHg 以上, 24 時間自由行動下血圧の 24 時間平均 130/80 mmHg 以上, 昼間平均 135/85 mmHg 以上, 夜間平均 120/70 mmHg 以上であれば高血圧の診断となる. なお, 家庭血圧による高血圧, 正常血圧, 降圧薬の効果の判定には, 7 日間(少なくとも 5 日間)の朝・晩の血圧それぞれの平均値を用いる.

高血圧の診断においては, 二次性高血圧の診断/除外も重要である. 管理チャート 2019 では Step 1b において, 頻度の高い二次性高血圧である原発性アルドステロン症のスクリーニング検査(血漿アルドステロン濃度/レニン活性比)を挙げている.

3. 高血圧の治療
1) 生活習慣の修正

生活習慣の修正は, それ自身による降圧効果が期待されるだけでなく, 高血圧予防の観点からも重要である. また, 降圧薬服用患者においても降圧作用の増強や投与量の減量につながることが期待できるため, 生活習慣の修正は, すべての高血圧患者に対して指導すべきである[7]. 生活習慣の修正項目を表2に示す. 各修正項目単独で得られる降圧度は必ずしも大きくはないが, 複合的な修正はより効果的であり, 管理栄養士や理学療法士などを含む多職種で指導に取り組むことが望ましいとされている. このうち, 食塩制限は特に重要である. 食塩の過剰摂取が血圧上昇と相関し, 一

方で減塩により血圧が低下することは数多くの臨床研究で示されている. JSH2019 においては, 減塩目標値が 6 g/日未満とされている. 最近, 塩化カリウムを含む代替食塩を用いることにより, 脳卒中, 主要心血管イベント, さらに死亡が減少することも報告されている. 減塩の必要性を再認識させられる研究成果であると考える[8].

2) 薬物療法

脳心血管病の予防効果は, 降圧薬の種類によらず, 降圧度の大きさに比例するため, 個々の高血圧患者に対しては, 最も降圧効果が高く, 合併する種々の病態に適した降圧薬を選択することが重要である[9]. 降圧薬の投与に際しては, 以下のような留意点が挙げられている. ①1 日 1 回投与のものを優先する, ②20/10 mmHg 以上の降圧を目指す場合には初期から併用療法を考慮する, ③副作用をきたすことなく降圧効果を高めるために適切な組み合わせで併用する, ④投与した降圧薬の降圧効果がほとんどない場合や副作用が服薬継続の妨げになるなど忍容性が悪い場合には作用機序が異なる他の降圧薬に変更する, ⑤合併する疾患や病態により積極的適応を考慮し, 禁忌や慎重投与に配慮し, さらに降圧薬以外の併用薬との相互作用に注意し適応する降圧薬を選択する[10].

降圧薬には主要なものとして Ca 拮抗薬, アンジオテンシン受容体拮抗薬(ARB), アンジオテンシン変換酵素(ACE)阻害薬, サイアザイド系利尿薬, および β 遮断薬がある. それぞれ積極的適応,

表 3. 主要降圧薬の積極的適応

	Ca 拮抗薬	ARB/ACE阻害薬	サイアザイド系利尿薬	β遮断薬
左室肥大	●	●		
LVEF の低下した心不全		●*1	●	●*1
頻脈	●(非ジヒドロピリジン系)			●
狭心症	●			●*2
心筋梗塞後		●		●
蛋白尿/微量アルブミン尿を有するCKD		●		

*1少量から開始し，注意深く漸増する．
*2冠攣縮には注意

（文献 11 より引用）

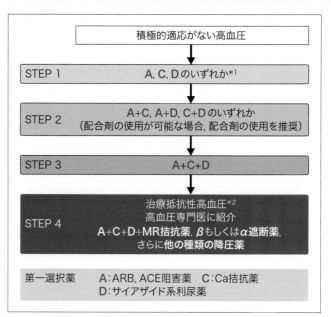

図 2. 積極的適応がない場合の降圧療法の進め方
*1高齢者では常用量の 1/2 から開始．1〜3 か月間の間隔で増量
*2高血圧治療ガイドライン 2019，5 章 6.「治療抵抗性高血圧およびコントロール不良高血圧の対策」を参照

（文献 12 より引用）

禁忌や慎重投与となる病態があるため，併存疾患などに留意の上で薬剤を選択する必要がある．主要降圧薬の積極的適応を表3に示す[11]．一方で積極的適応がない場合は，Ca 拮抗薬，ARB，ACE阻害薬，サイアザイド系利尿薬のいずれかを第一選択薬とし，降圧目標が達成できなければ作用機序の異なる薬剤を併用することがすすめられている．積極的適応がない場合の降圧療法の進め方を図2に示す[12]．

3）降圧目標

先述のように，脳心血管病の予防効果は，降圧度の大きさに比例するため，目標を達成するまで，しっかりと血圧を下げることが最も重要である．JSH2019 で示されている年齢や病態による降圧目標値を表4に示す．多くの患者に対して診察室血圧で 130/80 mmHg 未満，家庭血圧で 125/75 mmHg を目指すのが基本である．一方で，75 歳以上の高齢者，脳血管障害（両側頚動脈狭窄や脳主幹動脈閉塞あり，または未評価），慢性腎臓病（蛋白尿陰性）では 140/90 mmHg 未満が目標となる[13]．

4）高齢者への配慮

高齢者に対しても脳心血管病の発症および進展が抑制されることから，降圧療法がすすめられる．ただし，高齢者には様々な特殊性があり，それらへの配慮が必要となる．高齢者は一般に多病であり，病態は非定型なことが多く，同じ年齢であっても生理機能の個人差が大きい．フレイル，認知症，要介護，エンドオブライフなどで自力での外来通院が不能な患者に対しては，降圧療法を開始すべきかどうか個別の判断が必要となる．生活習慣の修正など非薬物療法を積極的に行い，降圧薬の投与では常用量の 1/2 量から開始し，段階的に最終の降圧目標を目指す．忍容性の確認においては，副作用の発現や臓器障害，QOL にも留意する[14]．

降圧療法の課題：高血圧パラドックス

高血圧診療は，優れた診断法や薬剤の開発により近年長足の進歩を遂げている．しかしながら，我が国で行われている診療の現実をみると，高血圧患者の 57％しか治療を受けておらず，さらに治

表 4. 降圧目標

	診察室血圧 (mmHg)	家庭血圧 (mmHg)
75 歳未満の成人[*1]		
以下の病態がある高齢者(忍容性に応じて個別に判断)[*2]		
脳血管障害患者(両側頚動脈狭窄や脳主幹動脈閉塞なし)		
冠動脈疾患患者	<130/80 mmHg	<125/75 mmHg
慢性腎臓病(CKD)患者(たんぱく尿陽性)[*3*4]		
糖尿病患者		
抗血栓薬服用中		
75 歳以上の高齢者[*4]		
以下の病態がある成人		
脳血管障害患者(両側頚動脈狭窄や脳主幹動脈閉塞あり,または未評価)	<140/90 mmHg	<135/85 mmHg
CKD 患者(たんぱく尿陰性)[*3]		

[*1]未治療で診察室血圧 130〜139/80〜89 mmHg の場合は,低・中リスク患者では生活習慣の修正を開始または強化し,高リスク患者ではおおむね 1 か月以上の生活習慣修正にて降圧しなければ,降圧薬治療の開始を含めて,最終的に130/80 mmHg 未満を目指す.すでに降圧薬治療中で 130〜139/80〜89 mmHg の場合は,低・中等リスク患者では生活習慣の修正を強化し,高リスク患者では降圧薬治療の強化を含めて,最終的に 130/80 mmHg 未満を目指す.

[*2]75 歳以上高齢者では,140/90 mmHg 未満を目標に血圧を下げて,忍容性があれば,有害事象に十分に注意しつつ,個別に薬剤数,薬剤間相互作用,薬剤費なども考慮したうえで,130/80 mmHg を目指す.

[*3]随時尿で 0.15 g/gCr 以上をたんぱく尿陽性とする.
降圧目標を達成する過程ならびに達成後も過降圧の危険性に注意する.過降圧は,到達血圧のレベルだけでなく,降圧幅や降圧速度,個人の病態によっても異なるので個別に判断する.
(日本高血圧学会高血圧治療ガイドライン作成委員会編:高血圧治療ガイドライン 2019,53,日本高血圧学会,2019.より引用改変)

[*4]75 歳以上の CKD 患者に関しては,たんぱく尿の有無に関わらず,まずは<150/90 mmHg を目指し,忍容性があれば<140/90 mmHg を目指すとされている.(CKD 診療ガイドライン 2018)

療を受けている患者の 50%程度(高血圧患者全体の 30%未満)しか血圧 140/90 mmHg 未満にコントロールされていない(図3)[15].その結果,高血圧は未だ脳卒中,心筋梗塞,心不全などの循環器疾患による死亡の最大の原因になっており,高血圧パラドックスと呼ばれている.これを克服するためには,患者自身の治療目的の理解,認知機能の把握や服薬指導が重要であり,患者・一般住民に対する啓蒙・教育プログラムや高血圧診療に携わる医師,コメディカル(看護師,薬剤師,管理栄養士,臨床検査技師など),保健師などに対する教育プログラムを充実していくことが重要となる.

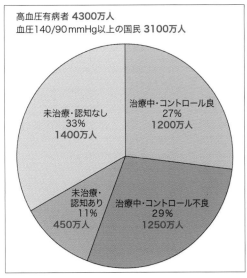

図 3. わが国の高血圧有病者,薬物治療者,管理不良者などの推計数(2017 年)
有病率,治療率,コントロール率は 2016 年(平成 28 年)国民健康・栄養調査データを使用.
人口は平成 29 年推計人口.認知率は NIPPON DATA2010 から 67%として試算.
高血圧有病は血圧 140/90 mmHg 以上または降圧薬服薬中,コントロールは 140/90 mmHg 未満.
(日本高血圧学会高血圧治療ガイドライン作成委員会編:高血圧治療ガイドライン 2019,10,日本高血圧学会,2019.より引用)

文　献

1) 日本高血圧学会高血圧治療ガイドライン作成委員会編:高血圧治療ガイドライン 2019,6,日本高血圧学会,2019.

Summary EBMに基づく高血圧診療を行うため，すべての医療者が手元に置くべき必携の書物である．

2) 日本高血圧学会高血圧治療ガイドライン作成委員会編：高血圧治療ガイドライン 2019，47，日本高血圧学会，2019．

3) 脳心血管病協議会：脳血管病予防に関する包括的リスク管理チャート 2019 年版について．日内会誌，**108**(5)：1024-1069，2019．

4) Yatsuya H, et al：Development of a point-based prediction model for the incidence of total stroke：Japan Public Health Center Study. *Stroke*, **44**(5)：1295-1302, 2013.

5) Iso H：Changes in coronary heart disease risk among Japanese. *Circulation*, **118**(25)：2725-2729, 2008.

6) 循環器病の診断と治療に関するガイドライン（2011 年度合同研究班報告）：虚血性心疾患の一次予防ガイドライン（2012 年改訂版）

7) 日本高血圧学会高血圧治療ガイドライン作成委員会編：高血圧治療ガイドライン 2019，64，日本高血圧学会，2019．

8) Neal B, et al：Effect of Salt Substitution on Cardiovascular Events and Death. *N Engl J Med*, **385**(12)：1067-1077, 2021.

Summary 塩化カリウムを含む代替塩の摂取により，脳心血管病の発症が抑制できる可能性を示した注目の研究成果である．

9) 日本高血圧学会高血圧治療ガイドライン作成委員会編：高血圧治療ガイドライン 2019，76，日本高血圧学会，2019．

10) 日本高血圧学会高血圧治療ガイドライン作成委員会編：高血圧治療ガイドライン 2019．54，日本高血圧学会，2019．

11) 日本高血圧学会高血圧治療ガイドライン作成委員会編：高血圧治療ガイドライン 2019．77，日本高血圧学会，2019．

12) 日本高血圧学会高血圧治療ガイドライン作成委員会編：高血圧治療ガイドライン 2019．78，日本高血圧学会，2019．

13) 日本高血圧学会高血圧治療ガイドライン作成委員会編：高血圧治療ガイドライン 2019．52，日本高血圧学会，2019．

14) 日本高血圧学会高血圧治療ガイドライン作成委員会編：高血圧治療ガイドライン 2019．139，日本高血圧学会，2019．

15) 日本高血圧学会高血圧治療ガイドライン作成委員会編：高血圧治療ガイドライン 2019．201，日本高血圧学会，2019．

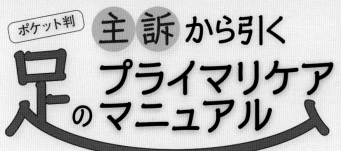
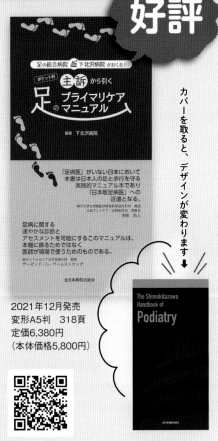
CONTENTS

全日本病院出版会　〒113-0033 東京都文京区本郷3-16-4　Tel：03-5689-5989
www.zenniti.com　Fax：03-5689-8030

MB Med Reha **No.285**：**48-55**, 2023

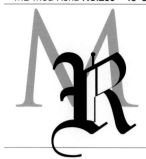

特集／脳心血管病　予防と治療戦略

脳心血管病予防と治療のための血糖管理
―管理目標を中心に―

原田　卓*

　Abstract　糖尿病性合併症の中で，脳心血管病といった大血管症は，QOL のみならず生命予後にも影響する重篤な合併症である．糖尿病を有すると心血管リスクならびに全死亡リスクは 2〜3 倍になることが明らかとなっており，かつ耐糖能異常の段階から，脳心血管病の発症リスクが高まることも知られている．しかしながら，国民健康栄養調査の結果によると，糖尿病と指摘されたものの未治療の者が 34.3％と，3 人に 1 人は治療を受けておらず，憂慮すべき状況となっている．耐糖能異常の段階からでも，もしくは糖尿病と診断がついたら，最初は教育目的も含めて専門医に指導や治療を受けるのが良いだろう．その際，血糖だけでなく，血圧・脂質代謝に加え，体重も適正にコントロール・維持することが脳心血管病予防の上で重要である．治療の基本は，食事療法と運動療法の徹底であり，それでも困難な際は薬物療法となる．低血糖を起こさず，かつ体重増加を招かないで血糖コントロールを良好にしていくことが求められている．

　Key words　大血管症(macroangiopathy)，耐糖能異常(impaired glucose tolerance)，糖尿病のない人と変わらない寿命と QOL

　本稿では，「脳心血管病予防に関する包括的リスク管理チャート 2019 年版」[1]を基に血糖管理の実際を解説していく．

糖尿病における大血管症発症のリスク

　糖尿病で慢性の高血糖状態が続くと，糖尿病性合併症が生じることはご存じの通りである．これには，腎症・網膜症・神経障害の細小血管症と，大血管の動脈硬化が主な原因で生じる大血管症がある．この大血管症は，特に生命予後に及ぼす影響が大きく，予防が重要である．具体的にはどうか？　カナダで行われた心血管イベントの発症状況を糖尿病の有無で検討した大規模スタディでは，糖尿病群の心筋梗塞の発症平均年齢は，糖尿病なし群に比し約 15 年早いことが明らかとなった．心筋梗塞・脳卒中に関しても同様に約 15 年発症年齢が低いことが明らかとなった(**図 1**)[2]．糖尿

病を有すると心血管リスクならびに全死亡リスクは 2〜3 倍になることが明らかとなっている[3]（**図 2**）．また，我が国でも久山町研究から，脳血管障害の発症率は糖尿病例で約 3.2 倍と高まることが報告されている[4]．筆者も，脳卒中で運ばれてきた症例が，実は既に糖尿病で網膜症もあったという症例を経験したことがある．それだけではなく，糖尿病例での脳卒中再発率は我が国では 1 年あたり約 9％で非糖尿病例の 2 倍という報告がある[5]．加えて，本邦でも耐糖能異常の段階で脳卒中の発症率が有意に増加することが報告されている[6]．このように，健康寿命の点からだけでなく，医療経済の点からも，糖尿病の予防・適切なコントロールの維持は，世界的な見地からも急務とされているのである．

---

* Taku HARADA, 〒 981-8563 宮城県仙台市青葉区台原 4-3-21　東北労災病院リハビリテーション科，第 2 部長

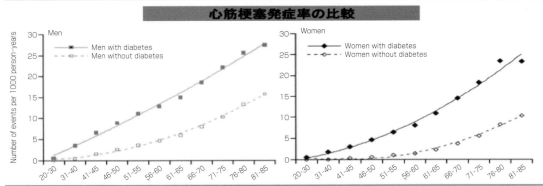

図 1.

（文献 2 より改変して引用）

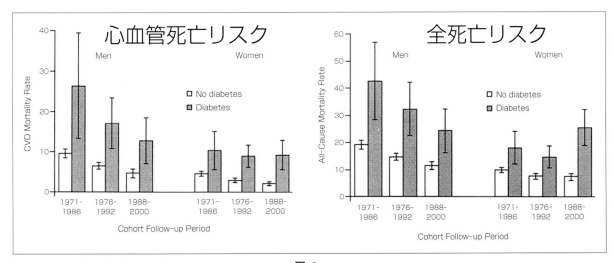

図 2.

（文献 3 より改変して引用）

糖尿病治療の目標と意義

　糖尿病治療の目標は，「血糖，血圧，脂質代謝の良好なコントロール状態と適正体重の維持，およ

び禁煙の遵守を行うことにより，糖尿病の合併症の発症，進展を阻止し，ひいては糖尿病のない人と変わらない寿命と日常生活の質（QOL）の実現を目指すことである[7]（**図3**）．この最新の治療ガイ

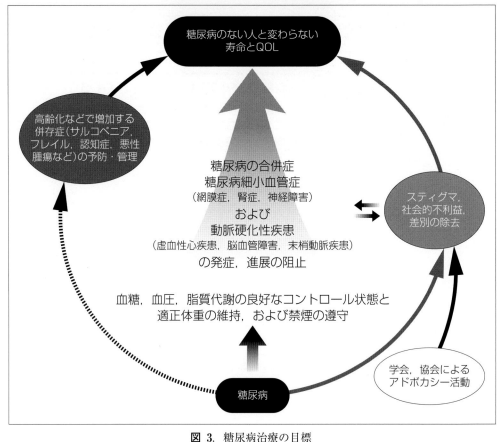

図 3. 糖尿病治療の目標

（文献 7 より改変して引用）

ドでも述べられているように，血糖だけでなく，血圧・脂質代謝，体重も適正にコントロール・維持することが重要で，血糖コントロールのみ良好に維持したからと言って，合併症の発症，進展を阻止することは困難と理解すべきであろう．Ueki らは，J-DOIT3 研究で，より厳格な血糖・血圧・脂質コントロール実施群で，冠動脈疾患発症率と全死亡率に有意差を認めなかったものの，脳血管疾患では発症率が有意に低かったことを報告している[8]．

しかし，令和元年度国民健康栄養調査の結果によると，糖尿病と指摘されたものの未治療の者が34.3％と，3 人に 1 人は治療を受けておらず（**表1**），さらに「糖尿病が強く疑われるもの」における未治療者の割合は全体で23.1％であり，40歳代では実に53.8％と半分以上で治療を受けていない

状況が報告されている（**表2**）[9]．これは先述のFunagata study の結果からも誠に憂慮すべき状況ではないだろうか？[6]　多少の高血糖では，著しい症状が現れにくいので，健診で尿糖陽性などの異常が指摘されたら，速やかに医療機関を受診し，精査・加療を受けるべきである．ちなみに，尿糖が陽性となる血糖値は一般的に 160〜180 mg/dl である．

耐糖能異常と糖尿病のスクリーニングと診断

上記から，耐糖能異常の段階から見逃すべきではないことが理解されたと思うが，診断は日本糖尿病学会の診断基準に基づいて行う．

基本はやはり，75 g OGTT（75 g oral glucose tolerance test；75 g 経口ブドウ糖負荷試験）となる．しかし，既に明らかな体重減少や著しい口

		総数 人数	総数 %	20~29歳 人数	20~29歳 %	30~39歳 人数	30~39歳 %	40~49歳 人数	40~49歳 %	50~59歳 人数	50~59歳 %	60~69歳 人数	60~69歳 %	70歳以上 人数	70歳以上 %
総数	総数	411	100.0	2	100.0	11	100.0	22	100.0	42	100.0	130	100.0	204	100.0
	あり	270	65.7	0	0.0	3	27.3	6	27.3	28	65.4	85	65.4	148	72.5
	なし	141	34.3	2	100.0	8	72.7	16	72.7	14	33.3	45	34.6	56	27.5
男性	総数	223	100.0	2	100.0	5	100.0	13	100.0	22	100.0	75	100.0	106	100.0
	あり	157	70.4	0	0.0	0	0.0	4	30.8	17	77.3	56	74.7	80	75.5
	なし	66	29.6	2	100.0	5	100.0	9	69.2	5	22.7	19	25.3	26	24.5
女性	総数	188	100.0	0	100.0	6	100.0	9	100.0	20	100.0	55	100.0	98	100.0
	あり	113	60.1	0	0.0	3	50.0	2	22.2	11	55.0	29	52.7	68	69.4
	なし	75	39.9	0	0.0	3	50.0	7	77.8	9	45.0	26	47.3	30	30.6

		（再掲）40~74歳 人数	%	（再掲）65~74歳 人数	%	（再掲）75歳以上 人数	%
総数	総数	288	100.0	188	100.0	110	100.0
	あり	185	64.2	132	70.2	82	74.5
	なし	103	35.8	56	29.8	28	25.5
男性	総数	160	100.0	110	100.0	56	100.0
	あり	113	70.6	81	73.6	44	78.6
	なし	47	29.4	29	26.4	12	21.4
女性	総数	128	100.0	78	100.0	54	100.0
	あり	72	56.3	51	65.4	38	70.4
	なし	56	43.8	27	34.6	16	29.6

（令和元年）
（文献9より改変して引用）

表 1.
糖尿病を指摘されたことがある者における
治療の状況
—治療の有無，年齢階級別，人数，割合—
総数・男性・女性，20歳以上

注1) HbA1c値を測定し，身体状況調査の問診において
「(7)これまでに医療機関や健診で糖尿病と言われ
たことの有無」，「(7-1)現在糖尿病治療の有無」お
よび「(7-2)現在の状況」が有効回答の者のうち,
「(7)これまでに医療機関や健診で糖尿病と言われ
たことの有無」に「有」と回答した者を集計対象と
した.

		総数 人数	総数 %	20~29歳 人数	20~29歳 %	30~39歳 人数	30~39歳 %	40~49歳 人数	40~49歳 %	50~59歳 人数	50~59歳 %	60~69歳 人数	60~69歳 %	70歳以上 人数	70歳以上 %
総数	総数	351	100.0	0	0.0	4	100.0	13	100.0	36	100.0	98	100.0	200	100.0
	あり	270	76.9	0	0.0	3	75.0	6	46.2	28	77.8	85	86.7	148	74.0
	なし	81	23.1	0	0.0	1	25.0	7	53.8	8	22.2	13	13.3	52	26.0
男性	総数	200	100.0	0	0.0	1	100.0	7	100.0	23	100.0	63	100.0	106	100.0
	あり	157	78.5	0	0.0	0	0.0	4	57.1	17	73.9	56	88.9	80	75.5
	なし	43	21.5	0	0.0	1	100.0	3	42.9	6	26.1	7	11.1	26	24.5
女性	総数	151	100.0	0	0.0	3	100.0	6	100.0	13	100.0	35	100.0	94	100.0
	あり	113	74.8	0	0.0	3	100.0	2	33.3	11	84.6	29	82.9	68	72.3
	なし	38	25.2	0	0.0	0	0.0	4	66.7	2	15.4	6	17.1	26	27.7

		（再掲）40~74歳 人数	%	（再掲）65~74歳 人数	%	（再掲）75歳以上 人数	%
総数	総数	234	100.0	162	100.0	113	100.0
	あり	185	79.1	132	81.5	82	72.6
	なし	49	20.9	30	18.5	31	27.4
男性	総数	142	100.0	100	100.0	57	100.0
	あり	113	79.6	81	81.0	44	77.2
	なし	29	20.4	19	19.0	13	22.8
女性	総数	92	100.0	62	100.0	56	100.0
	あり	72	78.3	51	82.3	38	67.9
	なし	20	21.7	11	17.7	18	32.1

（令和元年）
（文献9より改変して引用）

表 2.
「糖尿病が強く疑われる者」における治療の有無
—糖尿病の治療の有無，年齢階級別，人数，割
合—総数・男性・女性，20歳以上

注1) 身体状況調査においてHbA1c値を測定し，身体状
況調査の問診において「(7)これまでに医療機関や
健診で糖尿病と言われたことの有無」，「(7-1)現在
糖尿病治療の有無」および「(7-2)現在の状況」が有
効回答の者を集計対象とした.

注2)「糖尿病が強く疑われる者」の判定基準は文献9
p. 16参照.

＊身体状況調査票の問診(7-1)「現在糖尿病の治療の有無
（通院による定期的な検査や生活習慣の改善指導を含
む）」に「有」と回答した者を治療ありとした.

表 3. 75 g OGTT が推奨される場合

1．強く推奨される場合(現在糖尿病の疑いが否定できないグループ) 　●空腹時血糖値が 110〜125 mg/d*l* のもの 　●随時血糖値が 140〜199 mg/d*l* のもの 　●HbA1c が 6.0〜6.4%のもの(ただし明らかな糖尿病の症状が存在するものを除く) 2．行うことが望ましい場合(将来糖尿病を発症するリスクが高いグループ，高血圧，脂質異常症，肥満など動脈硬化のリスクを持つものは，特に施行が望ましい) 　●空腹時血糖値が 100〜109 mg/d*l* のもの 　●HbA1c が 5.6〜5.9%のもの 　●上記を満たさなくても，濃厚な糖尿病の家族歴や肥満が存在するもの

（文献 7 より改変して引用）

表 4. 75 g OGTT の必要採血項目（目的別）

	空腹時	30 分	60 分	120 分
血糖値	75 I R	I	(75)	75
インスリン値	I R	I		

75 ：75 g OGTT の型判定に必要[注1]

I ：インスリン分泌指数(insulinogenic index)の算出に必要[注2]

R ：HOMA-IR の算出に必要

注1）75 g OGTT で，30 分，60 分の血糖値は糖尿病の診断には必ずしも必要ないが，糖尿病ハイリスク群を見出すために役立つ．

注2）75 g OGTT 前後のインスリン反応を測定する場合には，負荷前および負荷後 30 分にインスリン測定用のサンプルを採取する(文献 7 16 頁：インスリン分泌能の指標　参照)

（文献 7 より改変して引用）

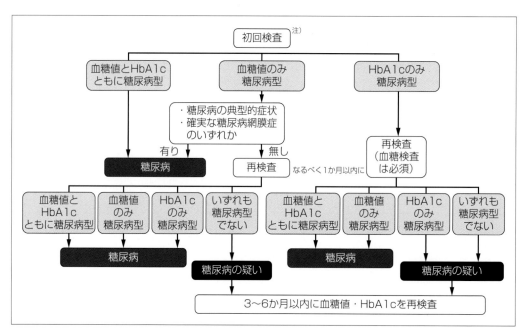

図 4. 糖尿病の臨床診断のフローチャート

糖尿病型

●血糖値(空腹時≧126 mg/d*l*，OGTT 2 時間≧200 mg/d*l*，随時≧200 mg/d*l* のいずれか)

● HbA1c≧6.5%

注)糖尿病が疑われる場合は，血糖値と同時に HbA1c を測定する．同日に血糖値と HbA1c が糖尿病型を示した場合は，初回検査だけで糖尿病と診断する．

（日本糖尿病学会：糖尿病の分類と診断基準に関する委員会報告(国際標準化対応版)．糖尿病，**55**(7)：494，2012. より改変して引用）

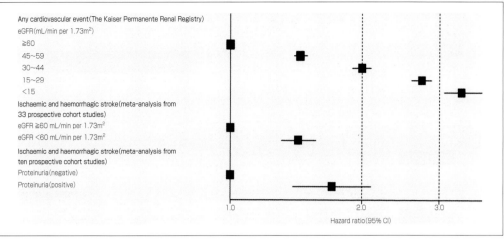

図 5. eGFR ないし蛋白尿と，心血管疾患もしくは脳卒中発症率の関連性

（文献 10 より改変して引用）

渇・夜間の頻尿など自覚症状から既に高血糖状態をきたしていると判断される場合には，空腹時血糖値や随時血糖値を測定すべきである．それは高血糖状態で 75 g OGTT を実施するとさらなる高血糖を引き起こし，危険だからである．具体的に75 g OGTT が推奨されるのは，**表 3** の場合である．75 g OGTT を実施する場合にも，単に血糖値測定のみでなく，インスリン抵抗性の有無やその程度などを判定するためにもインスリン値の測定が推奨される（**表 4**)[7]．

臨床診断は，**図 4** のフローチャートに則って行うが，初回検査で HbA1c のみ糖尿病型でも糖尿病とは診断されず，血糖値を含む再検査が必要である．また，初回血糖値のみ糖尿病型でも糖尿病とは診断されない．例えば，敗血症などの著しい炎症状態では，炎症性サイトカインの上昇によりインスリン抵抗性が増悪し，一時的に高血糖を示すことがあるからである．逆に，空腹時血糖値が140〜150 mg/d*l* 程度でも確実な網膜症を認める場合や，口渇や多飲・多飲，体重減少などの典型的な症状を認める場合は，HbA1cを測定せずとも糖尿病と診断して良い[7]．

専門医などへの紹介

耐糖能異常の段階からでも，もしくは糖尿病と診断がついた際も，HbA1cの程度や随時血糖値などによらず，最初は教育目的も含めて専門医で指導や治療を受けるのが良いと筆者は考えている．そこで，これから長くつきあうことになるであろう病気を正しく捉え，自分のものと受け入れて過ごすようになるためには，最初が肝心と考えているからである．この段階で，先程の良好な血糖・血圧・脂質代謝のコントロールと適正体重の維持が無理なく日々実践できるようになれば，予防と治療戦略はその目的を達成したと言っても良いのではないだろうか？　もちろん，外来加療中に，血糖コントロールが悪くなれば，原因検索も含めて専門医と連携して加療することが重要である．

併存症と合併症の診断

併存症として最も脳心血管病のリスクを高めるのは，やはり，メタボリックシンドロームだろう．内臓脂肪からの種々の adipocytokine がインスリン抵抗性や脂質代謝異常を惹起することは，論を俟たない．それらの積み重ねが動脈硬化を引き起こし，脳心血管病へつながるからである．令和元年度国民健康栄養調査の結果では，40〜74 歳の男性のうち，メタボリックシンドロームが強く疑われるものならびにその予備軍と考えられるものの割合は，54.5%であった．もちろん，直接比べることはできないが，耐糖能異常の段階でもメタボリックシンドロームの合併があったら，速やかに是正すべきであろう．

細小血管症の中でも，腎症の評価は重要であ

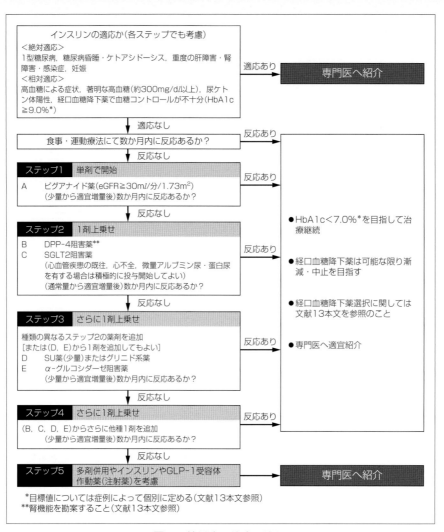

図 6. 糖尿病の治療の流れ

薬物選択は血管合併症・低血糖に関するエビデンスの有無などにより判断した.
3〜6か月ごとに患者の病態や目標値を見直す.
薬物療法はステップ1から開始し,その先のステップではそれぞれの薬剤を上乗せ
する.ステップ1を処方できない場合はステップ2から開始する.

（文献13より改変して引用）

る.なぜならば,それによる腎機能低下で慢性腎臓病(CKD)に至ると,eGFR低下につれて,心大血管疾患の発症率が上がることが報告されているからである(**図5**)[10].したがって,早期から良好な血糖コントロールが求められるのは同様である.

リスク因子の確認と個々の病態に応じた管理目標の設定(Step 3, Step 4)血糖コントロールの指標と個別目標の設定

先述の**図4**やJ-DOIT3研究からも,糖尿病に

おける脳心血管病予防上,血糖コントロールのみでは不十分である.筆者の私見ではやはり,血圧・脂質異常の良好な管理に加え,適正体重の維持が重要である.内臓脂肪には要注意である.禁煙は言うまでもない.

UKDPS研究によると,発症時から良好な血糖コントロールを維持することで,強化療法群では,従来療法群に比し,介入後10年間で細小血管症のみならず総死亡率や大血管症の発症を有意に抑制することができたと報告されているので,繰

り返し述べてきたように，耐糖能異常の段階から見逃さずに適切に介入して行くことが，脳心血管病予防の上で極めて重要である[11][12].

高齢者では，認知機能や日常生活動作(ADL)の自立度などを勘案して目標の HbA1c を設定するが，重篤な低血糖を起こさない HbA1c を設定するのが重要である.

薬物療法の開始と薬物の選択(Step 6)

まずは，食事療法と運動療法の徹底が重要である．初診時の HbA1c が9.0％未満の時は適切な食事療法，運動療法を指示し，これらを2，3か月続けても，なお，目標の血糖コントロールに達成できない場合には薬物療法を行う，のである[7]．この両者を徹底しないまま，例えばスルホニル尿素薬(SU 薬)と言った血糖非依存性インスリン分泌促進剤を開始すると，食前の低血糖やそれを回避するための過食による体重増加など，却って脳心血管病を惹起する結果になりかねない．日本糖尿病・生活習慣病ヒューマンデータ学会により本年ガイドライン化された，「糖尿病標準診療マニュアル 2022」の糖尿病の治療の流れを掲載するので，参照されたい(**図 6**)[13]．基本は低血糖を起こさず，かつ体重増加を招かないで血糖コントロールを良好にしていく，と言うことであろう.

文　献

1) 日本内科学会ホームページ：脳心血管病予防に関する包括的リスク管理チャート 2019 について. 脳心血管病チャート〔https://www.naika.or.jp/info/crmcfpoccd/〕

2) Booth GL, et al：Relation between age and cardiovascular disease in men and women with diabetes compared with non-diabetic people：a population-based retrospective cohort study. *Lancet*, **368**(959)：29-36, 2006.

3) Gregg EW, et al：Mortality trends in men and women with diabetes, 1971 to 2000. *Ann Inter Med*, **147**(3)：149-155, 2007.

4) 大村隆夫ほか：一般住民の22年間追跡調査にお

ける耐糖能異常と脳卒中発症の関連—久山町研究. 糖尿病, **36**：17-24, 1993.

5) Shinohara T, et al：Antiplatelet cilostazol is beneficial in diabetic and/or hypertensive ischemic stroke patients. Subgroup analysis of the cilostazol stroke prevention study. *Cerebrovasc Dis*, **26**：63-70, 2008.

6) Oizumi T, et al：Impaired glucose tolerance is a risk factor for stroke in a Japanese sample—the Funagata study. *Metabolism*, **57**(3)：333-338, 2008.

7) 日本糖尿病学会編・著：糖尿病治療ガイド 2022-2023, 文光堂, 2022.

8) Ueki K, et al：Effect of an intensified multifactorial intervention on cardiovascular outcomes and mortality in type 2 diabetes(J-DOIT3)：an open-label, randomised controlled trial. *Lancet Diabetes Endocrinol*, **5**(12)：951-964, 2017.
Summary 日本人の糖尿病性大血管症の予防を血糖のみならず，血圧・脂質代謝なども同時に厳格コントロールすることで，発症リスク低減に寄与できるかを検討した研究.

9) 令和元年国民健康・栄養調査報告書〔https://www.mhlw.go.jp/stf/seisakunitsuite/bunya/kenkou_iryou/kenkou_eiyou/r1-houkoku_00002.html〕

10) Toyoda K, et al：Stroke and cerebrovascular diseases in patients with chronic kidney disease. *Lancet Neurol*, **13**(8)：823-833, 2014.
Summary 慢性腎臓病と脳心血管病発症の関連を明らかにした報告.

11) Intensive blood-glucose control with sulphonylureas or insulin compared with conventional treatment and risk of complications in patients with type 2 diabetes(UKPDS 33). UK Prospective Diabetes Study(UKPDS)Group. *Lancet*, **352**(9131)：837-853, 1998.

12) Holman RR, et al：10-year follow-up of intensive glucose control in type 2 diabetes. *N Engl J Med*, **359**(15)：1577-1589, 2008.

13) 日本糖尿病・生活習慣病ヒューマンデータ学会編：糖尿病標準診療マニュアル 2022, 2022.
Summary 最新版の一般診療所・クリニック向けの糖尿病診療マニュアルでコンパクトにまとめてあり，文献7の糖尿病治療ガイドとともにお勧め.

MB Med Reha **No.285**：**56−62**, 2023

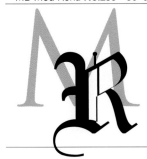

特集／脳心血管病　予防と治療戦略

脳心血管病予防のための脂質管理

木庭新治[*]

Abstract　LDL コレステロール(LDL-C)140 mg/d*l* 以上，non-HDL-C 170 mg/d*l* 以上，トリグリセリド(TG)空腹時 150 mg/d*l* 以上，非空腹時 175 mg/d*l* 以上，HDL-C 40 mg/d*l* 未満のいずれかを満たすと脂質異常症と診断する.

冠動脈疾患またはアテローム血栓性脳梗塞の既往があれば二次予防であり，厳格な脂質管理(LDL-C 100 mg/d*l* 未満，non-HDL-C 130 mg/d*l* 未満)が必要である. さらに，家族性高コレステロール血症，急性冠症候群，糖尿病，冠動脈疾患とアテローム血栓性脳梗塞のいずれかを合併する場合は，LDL-C 70 mg/d*l* 未満，non-HDL-C 100 mg/d*l* 未満を考慮する. 糖尿病，慢性腎臓病，末梢動脈疾患がある一次予防の集団は高リスクである. 末梢動脈疾患，細小血管症合併時，または喫煙ありの糖尿病の場合には，LDL-C 100 mg/d*l* 未満，non-HDL-C 130 mg/d*l* 未満を考慮する. これらの要因がない場合には久山町研究によるスコアを用いて「低リスク」，「中リスク」，「高リスク」に層別化する. TG と HDL-C はどのカテゴリーも基準値を目標とする. すべての脂質異常症患者において，生活習慣の改善(禁煙，食事療法および運動療法)は必須である. 二次予防や高リスクでは薬物療法を併用する.

Key words　LDL コレステロール(LDL cholesterol)，トリグリセライド(triglyceride)，冠動脈疾患(coronary artery disease)，アテローム血栓性脳梗塞(atherothrombogenic cerebral infarction)，糖尿病(diabetes mellitus)

はじめに

脂質異常症は最も重要な動脈硬化性心血管疾患(atherosclerotic cardiovascular disease；ASCVD)の危険因子である. 「脳心血管病予防に関する包括的リスク管理チャート 2019 年版」[1]，昨年発行された「動脈硬化性疾患予防ガイドライン 2022 年版」[2]と「成人家族性高コレステロール血症診療ガイドライン 2022」[3]を基に，脂質異常症の診断と管理について解説する.

脂質異常症の診断

脂質異常症の診断基準を**表 1**に示す. 総コステロールから HDL コレステロール(HDL-C)を差し引いた non-HDL-C(コレステロール)，空腹時採血でのトリグリセリド(TG)を 5 で除した値を non-HDL-C から差し引いた Friedewald の式による算出 LDL-C または直接測定法による LDL-C，TG および HDL-C で診断する. 空腹時とは 10 時間以上の絶食状態を指し，10 時間未満は非空腹時として扱う. 非空腹時の TG の基準値は 175 mg/d*l* 以上である.

脂質異常症とはリポ蛋白の産生または異化の障害である. リポ蛋白の種類とその代謝を**図 1**に記す. リポ蛋白は超遠心法による比重によりカイロミクロン(CM)，超高比重リポ蛋白(VLDL)，中間

* Shinji KOBA, 〒 142-8666 東京都品川区旗の台 1-5-8　昭和大学歯学部全身管理歯科学講座総合内科学部門／医学部内科学講座循環器内科学部門，教授

表 1. 脂質異常症診断基準

LDL コレステロール (LDL-C)	140 mg/d*l* 以上	高 LDL コレステロール血症
	120〜139 mg/d*l*	境界域高 LDL コレステロール血症**
HDL コレステロール (HDL-C)	40 mg/d*l* 未満	低 HDL コレステロール血症
トリグリセライド (TG)	150 mg/d*l* 以上(空腹時採血*)	高トリグリセライド血症
	175 mg/d*l* 以上(随時採血*)	
non-HDL コレステロール (non-HDL-C)	170 mg/d*l* 以上	高 non-HDL コレステロール血症
	150〜169 mg/d*l*	境界域高 non-HDL コレステロール血症**

*基本的に 10 時間以上の絶食を「空腹時」とする. ただし水やお茶などカロリーのない水分の摂取は可と
する. 空腹時であることが確認できない場合を「随時」とする.

**スクリーニングで境界域高 LDL-C 血症, 高 non-HDL-C 血症を示した場合は, 高リスク病態がないか
検討し, 治療の必要性を考慮する.

- LDL-C は Friedewald の式(総コレステロール−HDL-C−TG/5)で計算する(ただし空腹時採血の場合
のみ). または直接法で求める.
- TG 値が 400 mg/d*l* 以上や随時採血の場合には non HDL-C か LDL-C 直接法を使用する. ただしスク
リーニングで non-HDL-C を用いる時は, 高 TG 血症を伴わない場合は LDL-C との差が 30 mg/d*l* よ
り小さくなる可能性を念頭においてリスク評価する.
- TG の基準値は空腹時採血と随時採血により異なる.
- HDL-C 単独では薬物介入の対象とはならない.

(文献 2 より引用)

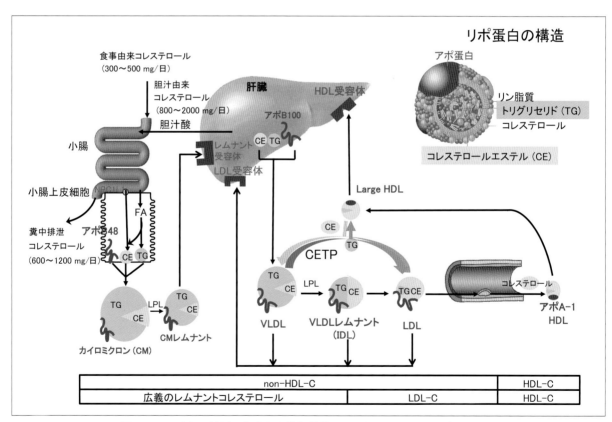

図 1. リポ蛋白の種類・代謝と血清脂質値との関係 LPL, リポ蛋白リパーゼ

(筆者作成)

型リポ蛋白(IDL)，低比重リポ蛋白(LDL)，高比重リポ蛋白(HDL)に分類され，粒子に含まれるコレステロールとTGの濃度によりコレステロールリッチのLDLとHDL，TGリッチのCM，VLDLおよびそのレムナントリポ蛋白に分類される．リポ蛋白には，①腸管で吸収された脂質を運搬するCM，②肝臓で合成された脂質を全身に運搬するVLDLとその代謝物であるIDLおよびLDL，③末梢からコレステロールを引き抜き形成されるHDLの3種類がある．前2者のリポ蛋白はアポリポ蛋白B(アポB)が構造蛋白で，1粒子に1分子のアポBが存在する．血中アポB濃度はその粒子数を表す．HDLの構造蛋白はアポA-IとアポA-IIで，1粒子に2〜4分子存在する．リポ蛋白には構造蛋白以外に様々な蛋白が含まれ，その機能に強く影響する．

TGリッチリポ蛋白のTGとLDLやHDLに含まれるコレステロールはコレステロールエステル転送蛋白(CETP；cholesterol ester transfer protein)を介してコレステロールとTGの交換が行われる．そのため高TG血症では低HDL-C血症をきたす．

Non-HDL-Cから直接法で測定したLDL-C(コレステロール)を差し引いた値をレムナントコレステロールやTGリッチリポ蛋白コレステロールと呼称され，本邦で開発されたレムナントリポ蛋白コレステロール直接法の値とは異なることに留意する．LDL-C，non-HDL-CおよびTGの上昇は冠動脈疾患およびアテローム血栓性脳梗塞の発症と正相関を示す．

脂質異常症全体の30〜40％は，他の疾患や薬の副作用などにより生じる続発性脂質異常症である．この場合には，原因となっている疾患・病態を解明し，それらの原疾患を治療する．甲状腺機能低下症は，続発性高LDL-C血症を呈し，またスタチンによる筋障害の危険因子である．甲状腺ホルモン補充によりLDL-Cの低下と動脈硬化の進展抑制が示されている．ネフローゼ症候群はLDL-CとTGがともに増加する続発性脂質異常症とASCVDの発症リスクである．慢性腎臓病，原発性胆汁性胆管炎，閉塞性黄疸，糖尿病・肥満，クッシング症候群，褐色細胞腫も続発性脂質異常症の原因となる．

リスクの層別化

「動脈硬化性疾患予防ガイドライン2022年版」[2]では，冠動脈疾患とアテローム血栓性脳梗塞を評価項目とした久山町研究のリスクチャートを基にしたASCVDの絶対リスクスコアを設定した(図2，図3)．冠動脈疾患またはアテローム血栓性脳梗塞の既往があれば二次予防であり，厳格な脂質管理が必要である．一次予防の集団では糖尿病，慢性腎臓病，末梢動脈疾患がある場合は高リスクである．これらの要因がない場合には久山町研究によるスコアを年齢階級毎に分け，予測される10年間のASCVD発症リスクが2％未満の「低リスク」，2〜10％未満の「中リスク」，10％以上の「高リスク」の各群に振り分ける．

本リスク区分は基本的には40歳以上，80歳未満の成人に適用されることを前提として作成されている．絶対リスクは，年齢の影響を強く受け，20歳代〜50歳代においては，10年間の絶対リスクと生涯リスクは大きく乖離する．日本人を対象とした生涯リスクスコアを示すエビデンスはなく，若年・壮年・中年層の場合には生涯リスクを考慮し，医師と患者間のコミュニケーションを構築して診断・治療をする．

脂質異常症の中で，家族性高コレステロール血症(familial hypercholesterolemia；FH)は冠動脈疾患の発症リスクが極めて高く，家族スクリーニング(カスケードスクリーニング)が必要である．FHはリスク層別化には含めずに管理する．

脂質管理目標値

一次予防の低・中・高リスクと二次予防の層別化による脂質管理目標値を表2に示す．カテゴリー分類によらずTGとHDL-Cの管理目標値は各々150 mg/dl未満(空腹時)(随時の場合は175

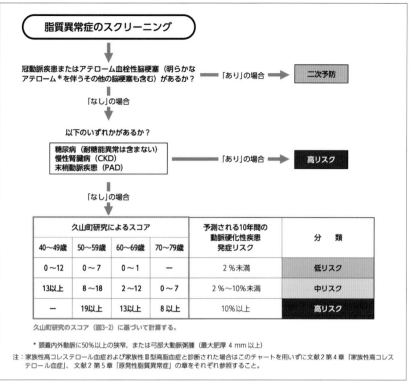

図 2. 動脈硬化性疾患予防から見た脂質管理目標値設定のためのフローチャート
（文献 2 より引用）

①性別	ポイント
女性	0
男性	7

②収縮期血圧	ポイント
<120 mmHg	0
120〜129 mmHg	1
130〜139 mmHg	2
140〜159 mmHg	3
160 mmHg 〜	4

③糖代謝異常（糖尿病は含まない）	ポイント
なし	0
あり	1

注1：過去喫煙者は⑥喫煙はなしとする.

④血清 LDL-C	ポイント
<120 mg/dL	0
120〜139 mg/dL	1
140〜159 mg/dL	2
160 mg/dL 〜	3

⑤血清 HDL-C	ポイント
60 mg/dL 〜	0
40〜59 mg/dL	1
<40 mg/dL	2

⑥喫煙	ポイント
なし	0
あり	2

①〜⑥のポイント合計	点

右表のポイント合計より年齢階級別の絶対リスクを推計する.

ポイント合計	40〜49歳	50〜59歳	60〜69歳	70〜79歳
0	<1.0%	<1.0%	1.7%	3.4%
1	<1.0%	<1.0%	1.9%	3.9%
2	<1.0%	<1.0%	2.2%	4.5%
3	<1.0%	1.1%	2.6%	5.2%
4	<1.0%	1.3%	3.0%	6.0%
5	<1.0%	1.4%	3.4%	6.9%
6	<1.0%	1.7%	3.9%	7.9%
7	<1.0%	1.9%	4.5%	9.1%
8	1.1%	2.2%	5.2%	10.4%
9	1.3%	2.6%	6.0%	11.9%
10	1.4%	3.0%	6.9%	13.6%
11	1.7%	3.4%	7.9%	15.5%
12	1.9%	3.9%	9.1%	17.7%
13	2.2%	4.5%	10.4%	20.2%
14	2.6%	5.2%	11.9%	22.9%
15	3.0%	6.0%	13.6%	25.9%
16	3.4%	6.9%	15.5%	29.3%
17	3.9%	7.9%	17.7%	33.0%
18	4.5%	9.1%	20.2%	37.0%
19	5.2%	10.4%	22.9%	41.1%

図 3. 久山町スコアによる動脈硬化性疾患発症予測モデル
（文献 2 より引用）

mg/d*l* 未満）と 40 mg/d*l* 以上である. 単独の低 HDL-C 血症の冠動脈疾患のリスクは高くないという報告があり，また低 HDL-C に対する有効な薬剤があまりないことから，LDL-C, non-HDL-C, TG の管理を行った上で，基本的には生活習慣の改善で対処する. LDL-C 低下療法中の低 HDL-C 血症は残余リスクである.

二次予防の中で，家族性高コレステロール血症，急性冠症候群，糖尿病，冠動脈疾患とアテローム血栓性脳梗塞のいずれかを合併する場合は

表 2. リスク区分別脂質管理目標値

治療方針の原則	管理区分	脂質管理目標値(mg/dL)			
		LDL-C	Non-HDL-C	TG	HDL-C
一次予防 まず生活習慣の改善を行った後薬物療法の適応を考慮する	低リスク	<160	<190	<150(空腹時)*** <175(随時)	≧40
	中リスク	<140	<170		
	高リスク	<120 <100*	<150 <130*		
二次予防 生活習慣の是正とともに薬物治療を考慮する	冠動脈疾患またはアテローム血栓性脳梗塞(明らかなアテローム****を伴うその他の脳梗塞を含む)の既往	<100 <70**	<130 <100**		

- *糖尿病において,PAD,細小血管症(網膜症,腎症,神経障害)合併時,または喫煙ありの場合に考慮する.(文献 2 第 3 章 5.2 参照)
- **「急性冠症候群」,「家族性高コレステロール血症」,「糖尿病」,「冠動脈疾患とアテローム血栓性脳梗塞(明らかなアテロームを伴うその他の脳梗塞を含む)」の 4 病態のいずれかを合併する場合に考慮する.
- 一次予防における管理目標達成の手段は非薬物療法が基本であるが,いずれの管理区分においても LDL-C 値が 180 mg/d*l* 以上の場合は薬物治療を考慮する.家族性高コレステロール血症の可能性を念頭に置いておく.(文献 2 第 4 章参照)
- まず LDL-C の管理目標値を達成し,次に non-HDL-C の達成を目指す.LDL-C の管理目標を達成しても non-HDL-C が高い場合は高 TG 血症を伴うことが多く,その管理が重要となる.低 HDL-C については基本的には生活週間の改善で対処すべきである.
- これらの値はあくまでも到達努力目標であり,一次予防(低・中リスク)においては LDL-C 低下率 20〜30%も目標値としてなり得る.
- ***10時間以上の絶食を「空腹時」とする.ただし水やお茶などカロリーのない水分の摂取は可とする.それ以外の条件を「随時」とする.
- ****頭蓋内外動脈の 50%以上の狭窄,または弓部大動脈粥腫(最大肥厚 4 mm 以上)
- 高齢者については文献 2 第 7 章を参照.

(文献 2 より引用)

より再発リスクが高いため,LDL-C 70 mg/d*l* 未満,non-HDL-C 100 mg/d*l* 未満を考慮する.二次予防において,生活習慣の改善とともに薬物療法による 100 mg/d*l* 未満の管理が難しい場合には 50%以上の LDL-C 低下を目標とする.

高リスクの中でも,末梢動脈疾患,細小血管症(網膜症,腎症,神経症)合併時,または喫煙ありの糖尿病の場合には,ASCVD の既往と同様にリスクが高いため,LDL-C 100 mg/d*l* 未満,non-HDL-C 130 mg/d*l* 未満を考慮する.

家族性高コレステロール血症(FH)と 原発性脂質異常症

FH は高 LDL-C 血症,早発冠動脈疾患,腱・皮膚黄色腫を 3 主徴とする常染色体遺伝性疾患である.FH は一般人口の 300 人に 1 人程度,冠動脈疾患 30 人に 1 人程度,早発冠動脈疾患(男性 55 歳未満,女性 65 歳未満)や重症高 LDL-C 血症の 15 人に 1 人程度認められる.非 FH に比べ,FH では冠動脈疾患 10〜20 倍,末梢動脈疾患 5〜10 倍罹患しやすい.FH で,高 TG 血症,低 HDL-C 血症,糖尿病,高血圧,喫煙を併発するとより冠動脈疾患に罹患しやすいことから,FH においても包括的リスク管理が冠動脈疾患予防に重要である.FH と診断された場合には,必ず血族のスクリーニング(カスケードスクリーニング)を検討する.FH ホモ接合体型では倫理的配慮のうえ,遺伝子検査が保険収載されている.成人 FH の診断フローチャートを図 4 に示す.

FH 以外にも冠動脈疾患の合併頻度が高い原発性脂質異常症があり,指定難病も含まれる.家族性複合型高脂血症,家族性Ⅲ型高脂血症,シトステロール血症(指定難病 260),原発性低 HDL-C 血症として,レシチンコレステロールアシルトランスフェラーゼ欠損症(指定難病 259),タンジール病(指定難病 261)とアポ A-I 欠損症がある.原発性脂質異常症は専門医に紹介する.

高齢者の脂質異常症

高齢者においても,LDL-C,non-HDL-C と冠

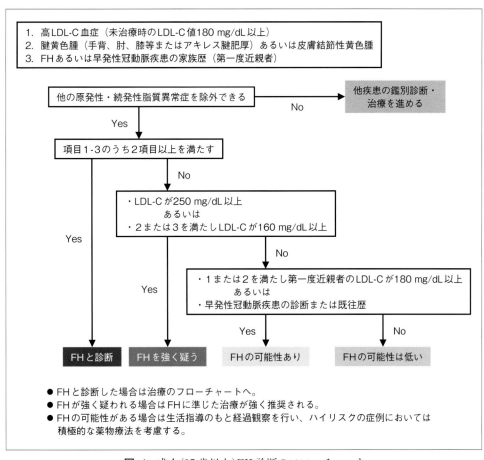

図 4. 成人(15歳以上)FH 診断のフローチャート

（文献 3 より引用）

動脈疾患発症との正相関が認められる．冠動脈疾患の二次予防におけるスタチン治療の効果は高齢者においても認める．我が国で実施された臨床試験の結果から，75歳以上の高LDL-C血症においても，LDL-C低下治療により冠動脈疾患や脳卒中の一次予防が期待される．一方，加齢とともに身体の予備能力は低下し，高齢者においてはフレイルの評価が重要である．フレイルはASCVD発症の要因になり，逆にASCVDがフレイルのリスクにもなる．フレイル合併はASCVDの予後を規定する．フレイルでは栄養強化と筋力トレーニングが重要である．

生活習慣改善と薬物療法

すべての脂質異常症患者において，禁煙，食事療法，運動療法など生活習慣の改善は必須である．二次予防や高リスクでは薬物療法も併用す

る．低リスクであっても，生活習慣の改善を行ってもLDL-C 180 mg/d*l*以上が持続する場合には，薬物療法の適応を考慮する．一方，若年者や女性で絶対リスクが低い場合には，薬物療法はできる限り控える．脂質管理目標値はあくまでも目標値であり，薬物療法の開始基準ではない．薬物療法としてスタチンを主体としたLDL-C低下療法と高TG血症ではTG低下療法を選択する．

食事療法を**表3**に記す．過食に注意し，適正なエネルギー摂取量を目指す．肉の脂身，動物脂，加工肉，鶏卵の大量摂取を控える．魚の摂取を増やし，低脂肪乳製品を摂取する．未精製穀類，緑黄色野菜を含めた野菜，海藻，大豆・大豆製品，ナッツ類の摂取を増やす．糖質含有量の少ない果物を適度に摂取し，果糖を含む加工食品の大量摂取を控える．アルコールの過剰摂取を控え，25 g／日以下に抑える．食塩の摂取は6 g／日未満を

表 3. 動脈硬化疾患予防のための食事療法

1. 過食に注意し，適正な体重を維持する
総エネルギー摂取量（kcal/日）は，一般に目標とする体重（kg）*×身体活動量（軽い労作で 25〜30，普通の労作で 30〜35，重い労作で 35〜）を目指す．
2. 肉の脂身，動物脂，加工肉，鶏卵の大量摂取を控える．
3. 魚の摂取を増やし，低脂肪乳製品を摂取する．
脂質エネルギー比率を 20〜25%，飽和脂肪酸エネルギー比率を 7% 未満，コレステロール摂取量を 200 mg/日未満に抑える． n-3 系多価不飽和脂肪酸の摂取を増やす．トランス脂肪酸の摂取を控える．
4. 未精製穀類，緑黄色野菜を含めた野菜，海藻，大豆・大豆製品，ナッツ類の摂取を増やす．
炭水化物エネルギー比率を 50〜60% とし，食物繊維は 25 g/日以上の摂取を目標とする．
5. 糖質含有量の少ない果物を適度に摂取し，果糖を含む加工食品の大量摂取を控える．
6. アルコールの過剰摂取を控え，25 g/日以下に抑える．
7. 食塩の摂取は 6 g/日未満を目標にする．

*18〜49 歳：[身長（m）]^2×18.5〜24.9 kg/m^2，50〜64 歳：[身長（m）]^2×20.0〜24.9 kg/m^2，65〜74 歳：[身長（m）]^2×21.5〜24.9 kg/m^2，75 歳以上：[身長（m）]^2× 21.5〜24.9 kg/m^{2}とする．

（文献 2 より引用）

目標とする．このような食事パターンは，日本動脈硬化学会が推奨する日本食パターン「The Japan Diet」である．「The Japan Diet」による脂質代謝の改善が報告されている．

運動には歩行，ジョギングなどの有酸素運動と腹筋，スワットなど筋力トレーニングによるレジスタンス運動がある．有酸素運動療法により血清脂質が改善すること，この改善効果は運動量（時間）と相関があることが認められている．レジスタンス運動も，非運動群と比較して，LDL-C と TG の低下や，HDL-C の上昇効果が報告されているが，日本人における研究は極めて少なく，エビデンスが十分とは言えない．有酸素運動とレジスタンス運動の併用効果は認められる．成人では，1 日合計 30 分以上を週 3 回以上（可能であれば毎日），または週に 150 分以上中強度以上の有酸素運動を実施することが推奨される．フレイルを呈する高齢者ではバランストレーニングを取り入れる．また，運動に限らず，身体活動量を増加することと座位行動継続を避けてこまめに中断することは，ASCVD の発症予防さらに総死亡の抑制効果がある．運動する時間がないと諦める前に，個々に適した身体活動を日常生活に取り入れる工夫を行う．

文 献

1) 脳心血管病協議会：脳心血管病予防に関する包括的リスク管理チャート 2019 年版について．日内会誌，**108**(5)：1024-1069，2019．
2) 日本動脈硬化学会編：動脈硬化性疾患予防ガイドライン 2022 年版，日本動脈硬化学会，2022．
3) 日本動脈硬化学会編：成人家族性コレステロール血症診療ガイドライン 2022，日本動脈硬化学会，2022．

運動器臨床解剖学

大好評

ーチーム秋田の「メゾ解剖学」基本講座ー

編集 東京医科歯科大学
秋田恵一　二村昭元

2020 年 5 月発行　B5 判　186 頁
定価 5,940 円 (本体 5,400 円＋税)

マクロよりも詳しく、ミクロよりもわかりやすく！
「関節鏡視下手術時代に必要なメゾ (中間の) 解剖学」

肩、肘、手、股、膝、足を中心に、今までの解剖学の「通説」を覆す新しい知見をまとめた本書。
解剖学を学ぶ方のみならず、運動器を扱うすべての方必読です‼

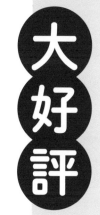
詳しくはこちら！

目次

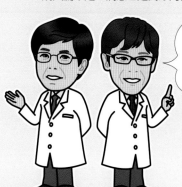

難しすぎずに、今より理解が深まります！

全日本病院出版会 〒113-0033 東京都文京区本郷 3-16-4　Tel:03-5689-5989
www.zenniti.com　Fax:03-5689-8030

MB Med Reha **No.285**：**64–69**, 2023

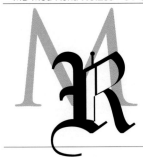

特集／脳心血管病　予防と治療戦略

脳心血管病予防と治療のための肥満管理

高橋珠緒*

　Abstract　肥満症とは，肥満のうち種々の健康障害と関連し，医学的に減量を必要とする病態を指す．一方，メタボリックシンドロームは，内臓脂肪の過剰な蓄積を基盤とし，高血糖や脂質代謝異常，血圧高値など，動脈硬化性疾患の発症リスクが重積した病態である．肥満は脳卒中の危険因子であり，肥満およびメタボリックシンドロームは心血管疾患のリスクを増加させる．

　肥満管理目標として，BMI 25以上で糖尿病や脂質異常症，高血圧を合併していれば，まず体重を3%減少させ，それらの改善を目指す．高度肥満症(BMI≧35)では，現在の体重から5~10%以上の減量を目標とする．体重および内臓脂肪の減量を目指し，食事療法・運動療法・行動療法・患者教育など包括的な管理を行う．内科的治療に抵抗し長期にわたって改善のない高度肥満症などの症例では肥満外科手術を考慮する．

　Key words　肥満(obesity)，メタボリックシンドローム(metabolic syndrome)，心血管疾患(cardiovascular disease)，運動療法(exercise)

肥満症とメタボリックシンドローム

　肥満とは脂肪組織に脂肪が過剰に蓄積した状態であり，body mass index(BMI(体重［kg］／身長［m］^{2}))を用いて肥満を判定する．日本肥満学会では，BMI 25以上を肥満，BMI 35以上を高度肥満と定義している．肥満症とは，肥満のうち種々の健康障害と関連し，医学的に減量を必要とする病態を指す．肥満に起因ないし関連する健康障害(**表1**)を1つ以上合併するか，内臓脂肪蓄積を伴う高リスク肥満であれば，肥満症と診断され，疾患単位として扱われる[1]．

　一方，メタボリックシンドロームは，肥満の基準(BMI 25以上)を超えていなくても，内臓脂肪の過剰な蓄積を基盤とし，高血糖や脂質代謝異常(高トリグリセライド血症，低HDLコレステロー

ル血症)，血圧高値など，動脈硬化性疾患の発症リスクが重積した病態である．内臓脂肪を減少させることにより，内臓脂肪蓄積が原因として生じる多重危険因子を改善し，心血管病の発症を予防するための疾患概念である．

　肥満，メタボリックシンドロームと脳心血管病リスクおよび肥満における管理目標について，「脳心血管病予防に関する包括的リスク管理チャート2019年版」[2]を基に解説する．

肥満と脳心血管病リスク

　肥満度の増加とともに脳卒中の発症率が増加する[3]．特に肥満では脳梗塞の発症率が増えると報告されている．また，ウエスト—ヒップ比高値と脳卒中発症に有意な関連が示されており，内臓脂肪蓄積の影響が示唆される．肥満は脳卒中の危険

* Tamao TAKAHASHI，〒980-8575　宮城県仙台市青葉区星陵町2-1　東北大学大学院医学系研究科内部障害学分野，講師

表 1. 肥満症の診断基準に必須な健康障害

1. 耐糖能障害（2 型糖尿病，耐糖能異常など）
2. 脂質異常症
3. 高血圧
4. 高尿酸血症・痛風
5. 冠動脈疾患：心筋梗塞・狭心症
6. 脳梗塞：脳血栓症・一過性脳虚血発作（TIA）
7. 非アルコール性脂肪性肝疾患（NAFLD）
8. 月経異常・不妊
9. 閉塞性睡眠時無呼吸症候群，肥満低換気症候群
10. 運動器疾患：変形性関節症（膝・股関節）・変形性脊椎症・手指の変形性関節症
11. 肥満関連腎臓病

（文献 1 より引用）

因子であるが，関連する合併症（高血圧など）の寄与が大きいと考えられている．

肥満と心血管病リスクにおいては，肥満は心血管病の独立した冠危険因子であり，男女ともに若年期以降の体重増加により心血管病のリスクが増加することが報告されている（Framingham Heart Study）．肥満は，脂質異常症や糖尿病などの冠危険因子に直接寄与するのみでなく，交感神経緊張，血液凝固能亢進，炎症などとも関連している．BMI と冠動脈イベントとの関連をみたメタ解析では，年齢，性別，身体活動，喫煙などを補正後も BMI は冠動脈イベントの強い危険因子であることが示されている[4]．

メタボリックシンドロームと脳心血管病リスク

内臓脂肪の蓄積および心臓周囲の脂肪組織（異所性脂肪）は心血管疾患リスクと関連する[5]．内臓脂肪蓄積を必須項目として，高血糖，脂質代謝異常，血圧高値の 3 項目のうち 2 項目以上の危険因子を持つ場合をメタボリックシンドロームと定義している．メタボリックシンドロームによる心血管疾患リスクに関する研究のシステマティックレビューでは，メタボリックシンドロームは非メタボリックシンドロームに比べて心血管疾患発症および心血管疾患死のリスクが 1.5〜2 倍に上昇す

ることが明らかとなった[6]．我が国のメタボリックシンドローム予防管理プログラムの統合解析[7]，端野・壮瞥町研究や久山町研究においても，メタボリックシンドローム該当者や危険因子保有者は心血管疾患リスクが増加することが示されている．

体重減少とリスク因子の改善

肥満症に合併する高血圧，脂質異常症，糖尿病に対する治療として体重管理は有効であり，肥満の是正が脳梗塞および心筋梗塞，狭心症の発症リスクを低減する可能性がある．特定保健指導からの報告では，1〜3％の体重減少でトリグリセライド，LDL（low density lipoprotein）コレステロール，HDL（high density lipoprotein）コレステロール，HbA1c ならびに肝機能が改善し，3〜5％の体重減少で収縮期・拡張期血圧，空腹時血糖，尿酸値の有意な改善が認められている．体重減量は，メタボリックシンドロームに伴う全身性炎症および血管内皮機能障害を改善する[5]．肥満 2 型糖尿病患者では体重減量の程度と心血管疾患発症抑制とが関連する可能性も報告されている[8]．また，肥満減量手術を受けた患者では，非外科的治療を継続している患者と比べて心血管疾患のリスクが低下することが示されている[9]．

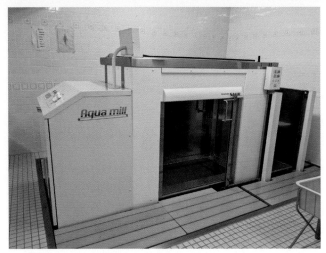

図 1. 水中トレッドミル

肥満における管理目標

肥満症における治療目標は，内臓脂肪を減少させて肥満に伴う健康障害を改善し，将来の発症を予防することである．減量治療を行うことで，内臓脂肪蓄積に伴う代謝異常が一斉に改善する可能性が高い．標準体重まで体重を減量させる必要はなく，内臓脂肪の減少を通じて種々の代謝異常を改善し，ひいては動脈硬化性疾患の予防を目指す．

BMI 25 未満であれば，現在の体重維持を目標とする．BMI 25 以上で糖尿病や脂質異常症，高血圧を合併していれば，まず体重を 3％減少させ，それらの改善を目指す．摂取エネルギーを消費エネルギーより少なくし，3〜6 か月で現在の体重から 3％の減量を目標とする．高度肥満症（BMI≧35）では，現在の体重から 5〜10％以上の減量を目標とする．

肥満管理の実際

1．食事療法

食事療法は体重を減らし，内臓脂肪量を減少させる肥満症治療の基本療法である．25≦BMI<35 の肥満症では，25 kcal/kg×標準体重/日以下を目安に摂取カロリー量を算出し，現在の体重から 3〜6 か月で 3％以上の減量を目指す．当初の指示エネルギーで減量が得られない場合はさらに低いエネルギー摂取量を再設定する．しかし，糖質が不足しすぎると，脂肪の分解産物であるケトン体が蓄積して体が酸性に傾き，体の不調を引き起こす．尿ケトン体が 3＋以上となる場合は過度な食事制限になっている可能性があるため，摂取カロリーや運動量を調整する．また，BMI 35 以上の高度肥満症では，20〜25 kcal/kg×標準体重/日以下を目安に摂取カロリー量を算出し，病態に応じて，現在の体重から 5〜10％の減量を目指す．各栄養素のバランスとしては，指示エネルギーの 50〜60％を糖質，15〜20％を蛋白質，20〜25％を脂質とする．心不全合併例では塩分制限にも留意する．必須アミノ酸を含む蛋白質やビタミン・ミネラルの摂取が不足しないよう心がける．

2．運動療法

運動療法を行うことにより，体重減少が 3％未満の場合でも肥満に合併する代謝指標（HDL コレステロール，血中インスリン，血圧）の改善や糖尿病の発症予防効果が期待できる．個々の患者の病態や合併症を把握し，それぞれに応じたリスク管理を併用しながら，安全に実施できる運動プログラムを設定する．肥満は心筋梗塞や狭心症の独立した危険因子であり，運動療法を開始する前に心肺運動負荷試験を実施することが望まれる．体重減量を高めるためにはカロリー消費を最大限にする必要がある．脂肪燃焼が得られやすく安全に進められる AT（嫌気代謝閾値）レベル以下の有酸素運動を選択し，持続時間を長く頻度を高くする．

表 2. 肥満症の運動療法

	有酸素運動	レジスタンス運動	柔軟性運動
頻 度	週 5 日以上	週 2〜3 日	週 2〜3 日以上
強 度	始めは中等度の強度(酸素摂取予備能または心拍予備能の 40〜59%)から開始し,高強度(酸素摂取予備能または心拍予備能の 60% 以上)へ進めていく	1 RM(最大反復回数)の 60〜70% 強度;筋力と筋量を高めるために徐々に増やす	緊張や軽度の違和感を感じる部位まで伸展を行う
持続時間	30 分/日(週 150 分);60 分/日かそれ以上(週 250〜300 分)まで増やす	主要な筋群をそれぞれ 8〜12 回で 2〜3 セット行う	静的ストレッチを 10〜30 秒間保持する;各運動で 2〜4 回繰り返す
種 類	大筋群を用いた持続的でリズミカルな運動(例:歩行,サイクリング,水泳)	トレーニング機器 フリーウエイト	静的,動的ストレッチ,固有受容性神経促通法(PNF)

(文献 10 より改変引用)

運動頻度は,週 5 日以上,定期的に行うことが望ましい.運動強度は,安全性のため,初期の運動強度は低〜中強度とし,運動に十分慣れたら徐々に中強度以上の運動を考慮する.1 回 10 分未満の中強度以上の運動を積み重ねるのでもよい.運動時間は,1 日合計 30〜60 分,週 150〜300 分実施する.運動の種類は,有酸素運動を主体とし,レジスタンス運動,ストレッチング,種々のコンディショニング・エクササイズを併用するのが望ましい.骨関節への体重負荷の軽減のため,水中運動(図 1)の適応も検討する.レジスタンス運動は筋力を高め基礎代謝を上げるとともに,心血管疾患の危険因子の改善にも効果がある.関節保護,筋骨格系障害の防止のために,柔軟性運動も併用する.アメリカスポーツ医学会(ACSM)で推奨されている肥満者の運動療法の指針を表 2 に示す[10].高度肥満患者では肺活量の低下や肥満低換気症候群を合併することもあり,運動中の SpO_2 低下に留意し呼吸法の指導を行うなど個々の病態に合わせたプログラムを進める.

3. 行動療法・患者教育

行動療法では,問題行動を抽出し,その解析に基づいて問題行動を修復し,適正行動の実施につなげる.肥満症患者は食行動の異常を伴うことが多く,食行動質問票を用いて問題点を抽出する.患者自身が食行動の問題点に気付くことが重要となり,治療者も客観的に患者の食生活や食行動を把握できる.

肥満症では減量へのモチベーションの維持が重要となる.治療者は減量治療を始める前に患者の減量への動機づけを十分に行い,それを医療チームで再確認し,結果がでれば褒めることを繰り返す.体重を毎日測定させ,自身が肥満であるという現実を直視させる.患者自身が測定した体重変動をグラフ化し(図 2),体重波形を見直すことで体重の増減をもたらす具体的な事象を再認識させる.当科では,肥満症例に対し,体重・運動量(歩数)・血圧・脈拍を毎日自己記録することで行動変容を促し(表 3),活動的な生活習慣への指導および支援を行っている[11].食事量や運動量と体重の変化をフィードバックしながら自己管理の習慣をつける.栄養指導と合わせて定期的に体組成測定を行い,体重のみでなく,骨格筋量や体脂肪量の変動を確認することで治療効果を見ていく.また,食事療法・運動療法・動脈硬化の危険因子など,個々の病態に合わせて患者教育を行うことも体重減量へのモチベーション維持につながる.

4. 外科療法

内科的治療に抵抗し長期にわたって改善のない高度肥満症や,合併疾患の増悪を認める症例では肥満外科手術を考慮する.肥満外科治療は,減量を主目的とする bariatric surgery と,糖尿病など代謝異常の改善を主眼とする metabolic surgery に分類される.肥満外科治療の術式としては胃バンディング術,スリーブ状(袖状)胃切除術,胃バイパス術などがある.バイパスを伴った手術は糖尿病や脂質異常など代謝疾患に対する効果が高いことが知られている.肥満症外科治療の成功に

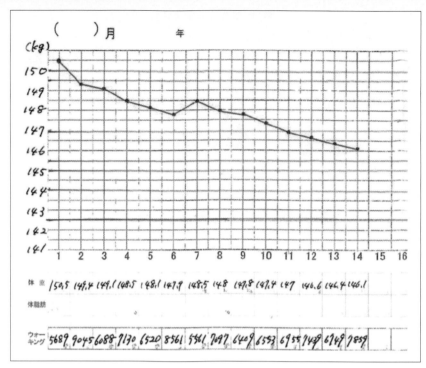

図 2. 体重記録の記入例

（文献 11 より引用）

表 3. 自己管理記録表の例

月／日	内服		体 温	脈 拍	血 圧	血 糖	筋トレ	歩 数	体 重
		朝							
		昼							
		夕							
		朝							
		昼							
		夕							
		朝							
		昼							
		夕							
		朝							
		昼							
		夕							
		朝							
		昼							
		夕							

（文献 11 より引用）

は，周術期の安全確保と多職種チームでの治療・フォローアップ体制が必要となる．

文　献

1）日本肥満学会編：肥満症診療ガイドライン 2016，ライフサイエンス出版，2016.

2）脳心血管病協議会：脳心血管病予防に関する包括的リスク管理チャート 2019 年版について．日内会誌，**108**（5）：1024-1069，2019.

3）Wang X, et al：The relationship between body mass index and stroke：a systematic review and meta-analysis. *J Neurol*, **269**(12)：6279-6289, 2022.

4）BMI-CHD Collaboration Investigators：Association of overweight with increased risk of coronary heart disease partly independent of blood pressure and cholesterol levels：a meta-analysis of 21 cohort studies including more than 300 000 persons. *Arch Intern Med*, **167**(16)：1720-1728, 2007.

5）Powell-Wiley TM, et al：Obesity and Cardiovascular Disease：A Scientific Statement from the American Heart Association. *Circulation*, **143**(21)：e984-e1010, 2021.
Summary アメリカ心臓協会（AHA）から発表された肥満と心血管疾患に関するステートメントの総説である．

6）Mottillo S, et al：The metabolic syndrome and cardiovascular risk：a systematic review and meta-analysis. *J Am Coll Cardiol*, **56**(14)：1113-1132, 2010.

7）Iso H, et al：Risk classification for metabolic syndrome and the incidence of cardiovascular disease in Japan with low prevalence of obesity：a pooled analysis of 10 prospective cohort study. *J Am Heart Assoc*, **10**(23), 2021.

8）Look AHEAD Research Group：Association of the magnitude of weight loss and changes in physical fitness with long-term cardiovascular disease outcomes in overweight or obese people with type 2 diabetes：a post-hoc analysis of the Look AHEAD randomised clinical trial. *Lancet Diabetes Endocrinol*, **4**(11)：913-921, 2016.

9）Sjöström L, et al：Bariatric surgery and long-term cardiovascular events. *JAMA*, **307**：56-65, 2012.

10）American college of sport medicine：ACSM's Guidelines for Exercise Testing and Prescription Eleventh edition, Wolters Kluwer, 2022.
Summary ACSM のガイドラインであり，疾患別の運動処方などがわかりやすく解説されており必読の文献．

11）高橋珠緒：肥満症．上月正博（編）：あなたも名医！日常生活に取り入れよう！継続できる内科疾患のリハビリ・運動療法．72-78，日本医事新報社，2022.

MB Med Reha **No.285**：**70-73**, 2023

特集／脳心血管病　予防と治療戦略

脳心血管病予防と治療における高齢者の考え方

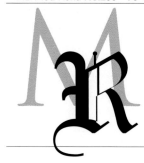

海老原　覚[*1]　三浦久子[*2]

Abstract　脳血管病の予防は老化予防と直結する．しかしながら高齢者は，多病でポリファーマシーの状態になりやすく，また心身の機能や生活機能が低下しフレイルになりやすいため，脳心血管病予防対策を行う際，これらの機能が低下しないよう配慮することが重要である．例えば血圧管理では，認知機能の低下などによって服薬アドヒアランスが低下することがある場合を想定したり，降圧剤には，転倒につながりかねないめまいや疲労などの重大な副作用を起こす可能性があり，若い人たちと比べて高齢者では薬による副作用はより大きなリスクとなることを考慮する．また，重症低血糖は心血管疾患や認知症の発症・死亡の危険因子となるため，高齢糖尿病患者では，血糖を厳格に管理することで得られるメリットと前述のデメリットを勘案し目標設定を行う必要があると考えられる．さらに脂質管理においても，過度の食事制限は，筋量や筋力の低下を伴うサルコペニアにつながることがあり，体調の悪化，歩行障害・転倒につながる危険もあるため，体調と体重を確認しながら管理を行うことである．

Key words　ポリファーマシー(polypharmacy)，重症低血糖(severe hypoglycemia)，サルコペニア(sarcopenia)

はじめに

アメリカの医学者，オスラー先生(William Osler 1849-1919)のことば「人は血管とともに老いる(A man is as old as his arteries.)」に表されるように，脳心血管病は老いそのものである．したがって脳血管病の予防は老化予防と直結する．しかしながら高齢者は，多病でポリファーマシーの状態になりやすく，また心身の機能や生活機能が低下しフレイルになりやすいため，脳心血管病予防対策を行う際，これらの機能が低下しないよう配慮することが重要である．具体的には，食事準備の状況，フレイル，栄養状態(体重変動)，認知機能，ADL ならびに服薬状況(ポリファーマシーやアドヒアランス)を把握することが重要である．

そこで本稿では，この特集で挙げられている血圧管理，血糖管理，脂質管理と肥満管理について高齢者の観点から留意点を述べ，さらに高齢者の評価に適したツールやそれに基づくリハビリテーションについて解説していく．

高齢者の高血圧管理

高齢者では血圧の動揺性が増加し，また収縮期高血圧，白衣高血圧ならびに夜間血圧の上昇，起立性低血圧や食後血圧低下の頻度などの増加が見られる．そのため家庭血圧なども用いて血圧を評価し血圧の変動に注意することが重要である．さらに食事や水分摂取量の低下によって血圧が低下しやすいため，これらにも注意が必要である．

降圧薬の第一選択は，Ca 拮抗薬，ACE(angio-

[*1] Satoru EBIHARA，〒980-8574 宮城県仙台市青葉区星陵町1-1　東北大学大学院医学系研究科内部障害学分野，教授

[*2] Hisako MIURA，同，大学院生

患者の特徴・健康状態[注1]		カテゴリーI ①認知機能正常 かつ ②ADL自立		カテゴリーII ①軽度認知障害～軽度認知症 または ②手段的ADL低下, 基本的ADL自立	カテゴリーIII ①中等度以上の認知症 または ②基本的ADL低下 または ③多くの併存疾患や機能障害
重症低血糖が危惧される薬剤（インスリン製剤,SU薬,グリニド薬など）の使用	なし[注2]	7.0%未満		7.0%未満	8.0%未満
	あり[注3]	65歳以上75歳未満 7.5%未満（下限6.5%）	75歳以上 8.0%未満（下限7.0%）	8.0%未満（下限7.0%）	8.5%未満（下限7.5%）

治療目標は, 年齢, 罹病期間, 低血糖の危険性, サポート体制などに加え, 高齢者では認知機能や基本的ADL, 手段的ADL, 併存疾患なども考慮して個別に設定する. ただし, 加齢に伴って重症低血糖の危険性が高くなることに十分注意する.

注1) 認知機能や基本的ADL（着衣, 移動, 入浴, トイレの使用など）, 手段的ADL（IADL：買い物, 食事の準備, 服薬管理, 金銭管理など）の評価に関しては, 日本老年医学会のホームページ（http://www.jpn-geri-at-soc.or.jp/）を参照する. エンドオブライフの状態では, 著しい高血糖を防止し, それに伴う脱水や急性合併症を予防する治療を優先する.
注2) 高齢者糖尿病においても, 合併症予防のための目標は7.0%未満である. ただし, 適切な食事療法や運動療法だけで達成可能な場合, または薬物療法の副作用なく達成可能な場合の目標を6.0%未満, 治療の強化が難しい場合の目標を8.0%未満とする. 下限を設けない. カテゴリーIIIに該当する状態で, 多剤併用による有害作用が懸念される場合や, 重篤な併存疾患を有し, 社会的サポートが乏しい場合などには, 8.5%未満を目標とすることも許容される.
注3) 糖尿病罹病期間も考慮し, 合併症発症・進展阻止が優先される場合には, 重症低血糖を予防する対策を講じつつ, 個々の高齢者ごとに個別の目標や下限を設定してもよい. 65歳未満からこれらの薬剤を用いて治療中であり, かつ血糖コントロール状態が図の目標や下限を下回る場合には, 基本的に現状を維持するが, 重症低血糖に十分注意する. グリニド薬は, 種類・使用量・血糖値等を勘案し, 重症低血糖が危惧されない薬剤に分類される場合もある.

【重要な注意事項】糖尿病治療薬の使用にあたっては, 日本老年医学会編「高齢者の安全な薬物療法ガイドライン」を参照すること. 薬剤使用時には多剤併用を避け, 副作用の出現に十分に注意する.

図 1. 高齢者糖尿病の血糖コントロール目標（HbA1c値）
（日本老年医学会・日本糖尿病学会（編・著）：高齢者糖尿病診療ガイドライン 2017, 2017. p. 46 図1 より転載）

tensin-converting enzyme）阻害薬, ARB（angiotensin II receptor blocker）ならびにサイアザイド系利尿薬であり, 各薬剤の利益と不利益な点を考慮して使用を判断する. 降圧薬開始初期に転倒・骨折が起こりやすいため特に後期高齢者では, 原則として通常の半量から使用を開始し1～3か月かけて増量するなどのように緩徐に降圧することが望ましい. また, 認知機能の低下などによって服薬アドヒアランスが低下することがある場合, 一包化や合剤の使用, 家族への服薬指導などの工夫が必要である.

一方, 降圧剤には, 転倒につながりかねないめまいや疲労などの重大な副作用を起こす可能性があり, 若い人たちと比べて高齢者では薬による副作用はより大きなリスクとなる. コクランレビューによると多くの高齢者では降圧剤をやめることができることがわかった[1]. 薬を中断したグループの高齢者の多くは再び薬を開始する必要がなかった. 降圧剤をやめることで少し血圧が上昇するということについて, 確実性の低いエビデンスを認めた. これらのことより, 高血圧や心臓病の一次予防の目的で降圧剤を服用している高齢者については, 降圧剤を安全にやめることができるかもしれないが, どんな薬でも高齢者は医療専門家に相談せずにやめてはならない.

認知・生活機能質問票（DASC-8）

Assessment Sheet for Cognition and Daily Function-8 items（i.e. the Dementia Assessment Sheet for Community-based Integrated Care System-8 items）

（© 日本老年医学会 2018）　　　　　　　　　　　　　　　　　　　　　　　　　記入日　　　年　　月　　日

| ご本人の氏名： | | | | 生年月日：　　年　　月　　日（　　歳）　男・女　独居・同居 | | | |
| 本人以外の情報提供者氏名：　　　　　（本人との続柄：　　） | | | | 記入者氏名：　　　　　　　　（職種：　　） | | | |

		1 点	2 点	3 点	4 点	評価項目		備考欄
A	もの忘れが多いと感じますか	1. 感じない	2. 少し感じる	3. 感じる	4. とても感じる	導入の質問（評価せず）		
B	1 年前と比べて、もの忘れが増えたと感じますか	1. 感じない	2. 少し感じる	3. 感じる	4. とても感じる			
1	財布や鍵など、物を置いた場所がわからなくなることがありますか	1. まったくない	2. ときどきある	3. 頻繁にある	4. いつもそうだ	記憶	近時記憶	
2	今日が何月何日かわからないときがありますか	1. まったくない	2. ときどきある	3. 頻繁にある	4. いつもそうだ	見当識	時間	
3	一人で買い物はできますか	1. 問題なくできる	2. だいたいできる	3. あまりできない	4. まったくできない	手段的ADL	買い物	
4	バスや電車、自家用車などを使って一人で外出できますか	1. 問題なくできる	2. だいたいできる	3. あまりできない	4. まったくできない		交通機関	
5	貯金の出し入れや、家賃や公共料金の支払いは一人でできますか	1. 問題なくできる	2. だいたいできる	3. あまりできない	4. まったくできない		金銭管理	
6	トイレは一人でできますか	1. 問題なくできる	2. 見守りや声がけを要する	3. 一部介助を要する	4. 全介助を要する	基本的ADL	排泄	
7	食事は一人でできますか	1. 問題なくできる	2. 見守りや声がけを要する	3. 一部介助を要する	4. 全介助を要する		食事	
8	家のなかでの移動は一人でできますか	1. 問題なくできる	2. 見守りや声がけを要する	3. 一部介助を要する	4. 全介助を要する		移動	

DASC-8：（1～8 項目まで）の合計点
　　　　点／32 点

参考：高齢者糖尿病の血糖コントロール目標（HbA1c）におけるカテゴリー分類と DASC-8 の合計点の関係
カテゴリー I （認知機能正常かつ ADL 自立）：　　　　　　　　　　　　　　　　　　　10 点以下
カテゴリー II （軽度認知障害～軽度認知症または手段的 ADL 低下、基本的 ADL 自立）：　11～16 点
カテゴリー III （中等度以上の認知症または基本的 ADL 低下または多くの併存疾患や機能障害）：17 点以上
本ツールはスクリーニングツールのため、実際のカテゴリー分類には個別に評価が必要

図 2. 認知・生活機能質問票（DASC-8）
DASC-8 使用マニュアル（https://www.jpn-geriat-soc.or.jp/tool/pdf/dasc8_02.pdf）
（https://www.jpn-geriat-soc.or.jp/tool/dasc8.html より引用）

高齢者の糖尿病管理

　糖尿病はサルコペニアやフレイル，認知症のリスクであるため，高齢者の血糖管理は重要であると「脳心血管病予防に関する包括的リスク管理チャート2019年版」に書かれている[2]．一方，高齢者では低血糖を起こしやすく，しかも自覚症状が現れにくいため，重症低血糖をきたしやすいことが報告されている．重症低血糖は心血管疾患や認知症の発症・死亡の危険因子となるため，高齢糖尿病患者では，血糖を厳格に管理することで得られるメリットと前述のデメリットを勘案し目標設定を行う必要があると考えられる．このような背景に基づき，「高齢者糖尿病の血糖コントロール目標（HbA1c値）」が発表された[3]．この目標の設定は，低血糖リスクと患者の特徴，特に認知機能とADLなどに基づいている（**図1**）．高齢者糖尿病では治療を厳格に行うことによって低血糖が発生するのを避けることが重要との考えに基づき，

インスリン製剤やSU（sulfonylurea）薬，グリニド薬などの「重症低血糖が危惧される薬剤」を使用している場合，HbA1cの目標値をやや高めに設定され，さらに下限値が設定されているのである．一方，「重症低血糖が危惧される薬剤」を使用していない場合，カテゴリーIとIIの目標値はHbA1c7.0％未満で下限値を設けないこととなっている．

　インスリン製剤やSU薬，一部のグリニド薬などの「重症低血糖が危惧される薬剤」を使用している症例では，HbA1cの目標値をやや高めに設定する．カテゴリー分類を行う際，DASC-8を使うと効率的に分類できる可能性がある（**図2**）[4]．

高齢者の脂質管理

　脂質異常症の管理においては，脂質と同時に高血圧，糖尿病などの他の動脈硬化リスク因子を含めて包括的に管理する生活習慣の改善が第一であり，特に肥満を有する場合，過食や糖質の過剰摂取を抑え，体重を減らすよう努めることが肝要で

ある．そこで留意すべきことは，過度の食事制限は，筋量や筋力の低下を伴うサルコペニアにつながることがあり，体調の悪化，歩行障害・転倒につながる危険もあるため，体調と体重を確認しながら管理を行うことである．

　年齢を問わず，冠動脈疾患の二次予防についてはスタチン治療による再発予防効果が認められている一方，後期高齢者での心血管イベント抑制効果については，未だ一定のエビデンスが得られていないため，個別に判断する必要が出てくる．

高齢者診療におけるお役立ちツール

　日本老年医学会で作成している高齢者を診ていく上で非常に便利な web site「高齢者診療におけるお役立ちツール」(https://www.jpn-geriat-soc.or.jp/tool/)がある．そこには「日本語版 ICOPE ハンドブック　高齢者のための包括的ケア（WHO）」や「プライマリケアにおけるパーソンセンタードな評価と手順に関するガイダンス」などの高齢者を診察する上での様々なガイドブック的なものや，「健康長寿教室テキスト（国立長寿医療研究センター）」や「かかりつけ医用　後期高齢者の質問票対応マニュアルおよびスライド」などの教材的なものもある．

　さらに高齢者総合機能評価（CGA）のための各種バッテリーが取り揃えてある．とりわけ認知機能の評価に関しては多種類用意されている．また特徴的なことは，高齢者における薬物の適正な使用に関して多くの項目を割いていることである．これは日本老年医学会がいかにポリファーマシーを重要視しているかの表れである．

高齢者のリハビリテーション

　2017 年に WHO から高齢者のための包括的ケアのためのガイドライン「Integrated care for older people（ICOPE）」が出された[5]．これは，高齢者の内在的能力の低下を管理するための地域レベルでの介入ガイドラインであり，そこでは高齢者の運動能力の障害に対してのリハビリテーションを非常に重要視している．というのは，運動能力は高齢者の身体能力の重要な要素であり，高齢になって生じる骨格筋量や筋力の低下，柔軟性の低下，平衡機能障害はすべて移動能力を損なう可能性があるからである．それを反映して，運動機能障害は 65 歳超の 39％ に認められ，これは労働人口に占める割合の 3 倍以上に相当する．しかしながらこのような運動能力の障害は，経過の早期に検出可能であり，適切な運動介入を行えば進行を停止または遅らせることができるからである．

　身体能力が低下している高齢者には，負荷漸増トレーニングやその他の運動要素を含む複合型運動をリハビリテーションとして推奨すべきとなっており，リハビリテーションを開始する前に歩行速度，握力，その他の身体能力によって測定評価することが重要である．そして複合運動とは，有酸素運動，柔軟運動，レジスタンス訓練とバランス訓練を組み合わせたものである．この複合運動を上手に取り入れることが，高齢者の脳心血管病予防に直結するものと思われる．

文　献

1) Reeve E, et al：Withdrawal of antihypertensive drugs in older people. *Cochrane Database Syst Rev*, 6(6)：CD012572, 2020.

2) 脳心血管病協議会：脳心血管病予防に関する包括的リスク管理チャート 2019 年版について．日内会誌，**108**(5)：1024-1069，2019.

3) 日本老年医学会・日本糖尿病学会編著：高齢者糖尿病診療ガイドライン 2017，南江堂，2017.
Summary　高齢者糖尿病管理の考えを初めて示したわかりやすいガイドラインであり，一読に値する

4) Toyoshima K, et al：Development of the Dementia Assessment Sheet for Community-based Integrated Care System 8-items, a short version of the Dementia Assessment Sheet for Community-based Integrated Care System 21-items, for the assessment of cognitive and daily functions. *Geriatr Gerontol Int*, **18**(10)：1458-1462, 2018.

5) WHO：Integrated care for older people（ICOPE）. 〔https://apps.who.int/iris/bitstream/handle/10665/258981/9784819202589-jpn.pdf?sequence=5&isAllowed=y〕

FAX による注文・住所変更届け

改定：2015 年 1 月

　毎度ご購読いただきましてありがとうございます．

　読者の皆様方に小社の本をより確実にお届けさせていただくために，FAX でのご注文・住所変更届けを受けつけております．この機会に是非ご利用ください．

◇ご利用方法

　FAX 専用注文書・住所変更届けは，そのまま切り離して FAX 用紙としてご利用ください．また，注文の場合手続き終了後，ご購入商品と郵便振替用紙を同封してお送りいたします．**代金が 5,000 円をこえる場合，代金引換便とさせて頂きます．**その他，申し込み・変更届けの方法は電話，郵便はがきも同様です．

◇代金引換について

　本の代金が 5,000 円をこえる場合，代金引換とさせて頂きます．配達員が商品をお届けした際に，現金またはクレジットカード・デビットカードにて代金を配達員にお支払い下さい(本の代金＋消費税＋送料)．(※年間定期購読と同時に 5,000 円をこえるご注文を頂いた場合は代金引換とはなりません．郵便振替用紙を同封して発送いたします．代金後払いという形になります．送料は定期購読を含むご注文の場合は頂きません)

◇年間定期購読のお申し込みについて

　年間定期購読は，1 年分を前金で頂いておりますため，代金引換とはなりません．郵便振替用紙を本と同封または別送いたします．送料無料，また何月号からでもお申込み頂けます．

　毎年末，次年度定期購読のご案内をお送りいたしますので，定期購読更新のお手間が非常に少なく済みます．

◇住所変更届けについて

　年間購読をお申し込みされております方は，その期間中お届け先が変更します際，必ずご連絡下さいますようよろしくお願い致します．

◇取消，変更について

　取消，変更につきましては，お早めに FAX，お電話でお知らせ下さい．

　返品は，原則として受けつけておりませんが，返品の場合の郵送料はお客様負担とさせていただきます．その際は必ず小社へご連絡ください．

◇ご送本について

　ご送本につきましては，ご注文がありましてから約 1 週間前後とみていただきたいと思います．お急ぎの方は，ご注文の際にその旨をご記入ください．至急送らせていただきます．2〜3 日でお手元に届くように手配いたします．

◇個人情報の利用目的

　お客様から収集させていただいた個人情報，ご注文情報は本サービスを提供する目的(本の発送，ご注文内容の確認，問い合わせに対しての回答等)以外には利用することはございません．

　その他，ご不明な点は小社までご連絡ください．

株式会社 全日本病院出版会　〒113-0033 東京都文京区本郷 3-16-4-7F
電話 03(5689)5989　FAX03(5689)8030　郵便振替口座 00160-9-58753

FAX 専用注文書

ご購入される書籍・雑誌名に○印と冊数をご記入ください

5,000 円以上代金引換

○	書 籍 名	定価	冊数
	健康・医療・福祉のための睡眠検定ハンドブック up to date	¥4,950	
	輝生会がおくる！リハビリテーションチーム研修テキスト	¥3,850	
	ポケット判　主訴から引く足のプライマリケアマニュアル	¥6,380	
	まず知っておきたい！がん治療のお金，医療サービス事典	¥2,200	
	カラーアトラス　爪の診療実践ガイド　改訂第2版	¥7,920	
	明日の足診療シリーズI 足の変性疾患・後天性変形の診かた	¥9,350	
	運動器臨床解剖学―チーム秋田の「メゾ解剖学」基本講座―	¥5,940	
	ストレスチェック時代の睡眠・生活リズム改善実践マニュアル	¥3,630	
	超実践！がん患者に必要な口腔ケア	¥4,290	
	足関節ねんざ症候群―足くびのねんざを正しく理解する書―	¥5,500	
	読めばわかる！臨床不眠治療―睡眠専門医が伝授する不眠の知識―	¥3,300	
	骨折治療基本手技アトラス―押さえておきたい10のプロジェクト―	¥16,500	
	足育学　外来でみるフットケア・フットヘルスウェア	¥7,700	
	四季を楽しむビジュアル嚥下食レシピ	¥3,960	
	病院と在宅をつなぐ 脳神経内科の摂食嚥下障害―病態理解と専門職の視点―	¥4,950	
	睡眠からみた認知症診療ハンドブック―早期診断と多角的治療アプローチ―	¥3,850	
	肘実践講座　よくわかる野球肘　肘の内側部障害―病態と対応―	¥9,350	
	医療・看護・介護で役立つ嚥下治療エッセンスノート	¥3,630	
	こどものスポーツ外来―親もナットク！このケア・この説明―	¥7,040	
	野球ヒジ診療ハンドブック―肘の診断から治療，検診まで―	¥3,960	
	見逃さない！骨・軟部腫瘍外科画像アトラス	¥6,600	
	肘実践講座　よくわかる野球肘　離断性骨軟骨炎	¥8,250	
	これでわかる！スポーツ損傷超音波診断 肩・肘＋α	¥5,060	
	達人が教える外傷骨折治療	¥8,800	
	ここが聞きたい！スポーツ診療 Q & A	¥6,050	
	訪問で行う 摂食・嚥下リハビリテーションのチームアプローチ	¥4,180	

バックナンバー申込（※ 特集タイトルはバックナンバー 一覧をご参照ください）

❀メディカルリハビリテーション（No）

No＿＿＿＿＿　No＿＿＿＿＿　No＿＿＿＿＿　No＿＿＿＿＿　No＿＿＿＿＿
No＿＿＿＿＿　No＿＿＿＿＿　No＿＿＿＿＿　No＿＿＿＿＿　No＿＿＿＿＿

❀オルソペディクス（Vol/No）

Vol/No＿＿＿　Vol/No＿＿＿　Vol/No＿＿＿　Vol/No＿＿＿　Vol/No＿＿＿

年間定期購読申込

❀メディカルリハビリテーション　　　　　No.　　　　　　から

❀オルソペディクス　　　　　Vol.　　　No.　　　から

TEL：	（　　　　）	FAX：	（　　　　）

ご住所　〒

フリガナ

お名前　　　　　　　　　　　　　　　　　要捺印　｜診療科目

FAX 03-5689-8030 全日本病院出版会行

年　　月　　日

住 所 変 更 届 け

お名前	フリガナ	
お客様番号		毎回お送りしています封筒のお名前の右上に印字されております8ケタの番号をご記入下さい。
新お届け先	〒　　　　都道府県	
新電話番号	（　　　　）	
変更日付	年　月　日より	月号より
旧お届け先	〒	

※ 年間購読を注文されております雑誌・書籍名に✓を付けて下さい。

☐ Monthly Book Orthopaedics （月刊誌）
☐ Monthly Book Derma. （月刊誌）
☐ Monthly Book Medical Rehabilitation （月刊誌）
☐ Monthly Book ENTONI （月刊誌）
☐ PEPARS （月刊誌）
☐ Monthly Book OCULISTA （月刊誌）

MEDICAL REHABILITATION

バックナンバー一覧

各号定価 2,750 円（本体 2,500 円＋税）．（増刊・増大号を除く）
在庫僅少品もございます．品切の場合はご容赦ください．
（2023 年 2 月現在）

掲載されていないバックナンバーにつきましては，弊社ホームページ（www.zenniti.com）をご覧下さい．

2023 年　年間購読　受付中！
年間購読料　40,150 円（消費税込）（送料弊社負担）
（通常号 11 冊＋増大号 1 冊＋増刊号 1 冊：合計 13 冊）

click

| 全日本病院出版会 | 検索 |

編集主幹：宮野佐年　医療法人財団健貢会総合東京病院
　　　　　　　　　　リハビリテーション科センター長
　　　　　水間正澄　医療法人社団輝生会理事長
　　　　　　　　　　昭和大学名誉教授

No.285　編集企画：
上月正博　山形県立保健医療大学理事長・学長

Monthly Book Medical Rehabilitation　No.285

2023 年 3 月 15 日発行(毎月 1 回 15 日発行)
定価は表紙に表示してあります.
Printed in Japan

発行者　　末　定　広　光
発行所　　株式会社　**全日本病院出版会**
　〒 113-0033 東京都文京区本郷 3 丁目 16 番 4 号 7 階
　　　　　電話 (03) 5689-5989　Fax (03) 5689-8030
　　　　　郵便振替口座 00160-9-58753

印刷・製本　三報社印刷株式会社　　　電話 (03)3637-0005
広告取扱店　㈱日本医学広告社　　　　電話 (03)5226-2791